일어날 때 아이고~ 소리가 절로 나온다면

책상 생활자의
주 5일
틈새 스트레칭

지콜론북

틈새 일러두기

이 책은
몸의 스트레칭뿐 아니라 뇌, 눈, 손, 발, 호흡까지
평소 신경 쓰지 않은 부위의 가벼운 운동 동작도
수록되어 있습니다. 동작 횟수와 시간은 몸 상태에 따라서
조절해 주세요. 빠르고 조급한 마음보다 한 동작이라도
정확히, 나의 몸에 맞게 스트레칭을 하는 것이 중요합니다.

매일 조그만 동작이라도 꾸준히 하다 보면,
1년 후 조금은 가벼운 몸을 갖게 되고 마음가짐이
여유로워질 거예요. 오늘도 건강한 나를 위해,
몸을 움직여 볼까요?

영거북(30대, 직장인)

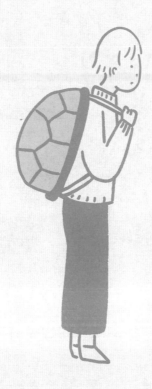

좋아하는 것	싫어하는 것
라떼, 책, 넷플릭스, 산책, 공연,	야근, 단체 카톡방,
평양냉면, 점심시간	주말 출근, 추위

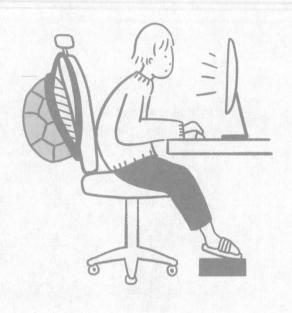

모니터 앞에 앉아 있는 시간 하루 평균 5시간,
출퇴근 길 휴대폰을 보려고
고개를 숙이고 있는 시간 평균 2시간.
괜히 잠들기 아쉬워 어두운 방에서 휴대폰을
훑어보다 눈이 시려 휴대폰을 내려놓는다.

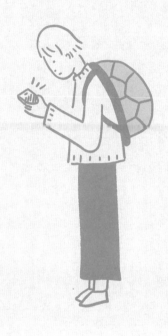

어깨는 딱딱하게 굳고
손가락에 피가 안 통하는 것 같지만
자고 일어나면 괜찮아지겠지 하며 잠자리에 든다.
내일은 진짜
잠깐이라도 운동해야지.

나의 몸 상태는 어떤가요?

☐ 무언가 짓누르는 것처럼 어깨가 무겁다

☐ 앉았다 일어날 때 나도 모르게 "아이고" 소리가 나온다

☐ 얼굴이 비대칭이다

☐ 양쪽 어깨 높이가 다르다

☐ 눈의 피로를 자주 느낀다

☐ 뒷목이 당기면서 두통이 자주 생긴다

☐ 신발이 한쪽만 닳는다

☐ 손발이 자주 저린다

☐ 계단을 오를 때 종종 어지러움을 느낀다

☐ 조금만 걸어도 다리가 피로하다

☐ 출퇴근 길에 휴대폰을 놓지 않는다

☐ 하루에 6시간 이상 앉아 있는다

☐ 몸은 피곤한데 깊게 잠자리에 들지 못한다

☐ 목소리가 잘 안 나오고 말을 하면 목에 자극이 있다

☐ 머리카락이 심하게 빠진다

☐ 아무렇지 않은 일에도 쉽게 화가 난다

☐ 긴장하면 화장실에 가게 된다

☐ 아침에 일어나기 힘들고 몸에 기운이 없다

☐ 오랜 시간 공부하거나 책을 읽는 것이 힘들다

☐ 신경이 예민하고 작은 소리에도 민감하다

몇 개를 체크하셨나요?

1~5개	충분히 건강해요. 그래도 건강을 유지하기 위해 꾸준히 운동해 주세요.
6~10개	바빠서 놓칠 수 있어요. 잊지말고 2~3일에 한 번씩은 꼭 스트레칭 해요.
11~16개	건강이 위협받고 있어요. 후회하기 전에 매일 운동 하는 게 좋겠죠?
17~20개	꼭 운동하세요! 두 번 하세요!

우리 잠깐
1분만
스트레칭 할까요?

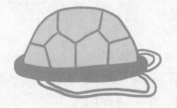

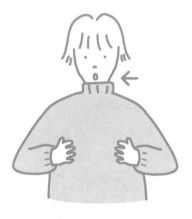

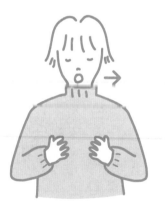

#호흡법 #후~하~ #천천히가중요

오늘의 컨디션 체크!

☐ 신남　☐ 좋음　☐ 보통　☐ 슬픔　☐ 나쁨

올해는 호흡으로
작심삼일 탈출

천천히 호흡하면서 몸의 긴장을 풀어줄게요. 편안하게 앉은 자세에서 허리를 곧게 세워주세요. 숨을 깊게 '후' 들이마시고 내쉴 때는 '하' 하며 깊게 내쉬세요. 양손을 벌리고 가슴 앞으로 가지고 옵니다. 호흡을 하면서 손바닥이 닿지 않도록 손 사이를 좁혔다 넓혔다 움직여 주세요. 손이 따뜻해지는 게 느껴질 거예요. 1분 정도 동작한 다음 손을 가지런히 무릎 위에 올린 후 깊고 편안하게 호흡해 주세요. 호흡을 들이마시며 좋은 기운을 끌어오고 내쉴 때는 몸에 안 좋은 에너지를 내보내 주세요. 올해도 힘내세요!

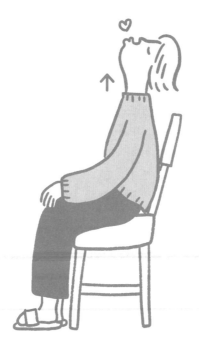

#다이어트 #턱살줄이기 #얼굴살쏙

오늘의 컨디션 체크!

턱살이라도 줄여보자

다이어트하겠다고 더는 무리한 결심을 하지 말고, 가장 가성비 좋은 턱살이라도 줄여보세요. 목과 허리를 일직선으로 세우고, 고개를 들어 목을 늘린 후 입술을 뽀뽀하듯 모은 다음 목과 턱 근육이 팽팽해지는 게 느껴질 정도로 목을 쭉쭉 늘려보세요. 15초 동안 자세를 유지해야 하는데, 생각보다 15초를 버티기가 쉽지 않아요.

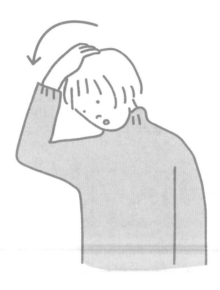

#단단어깨타파 #승모근풀기 #거북목빠이

오늘의 컨디션 체크!

☐ 신남　☐ 좋음　☐ 보통　☐ 슬픔　☐ 나쁨

목 근육을 말랑말랑

오랜 시간 컴퓨터와 합체될 지경에 있다 보면 어느새 나도 모르게 거북목 자세를 취하고 있죠. 쉴 틈 없이 일하지만 3분만 시간을 내어 거북목 격파 타임을 만들어볼까요. 다리를 모으고 바른 자세로 기디듬은 다음, 어깨 윗부분은 힘을 빼고 날개뼈 아랫부분에 힘을 주세요. 왼손으로 오른쪽 귀나 정수리를 잡고 숨을 내쉬면서 왼쪽 사선으로 고개를 내립니다. 바른 자세로 돌아오고 양쪽을 3초씩 3회 반복해요. 고개만 꺾는 게 아니라 목 근육을 시원하게 늘려주는 데 집중하세요. 목 근육이 말랑말랑해지면서 시원해질 거예요.

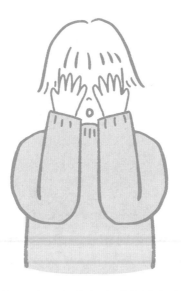

18

#눈이따뜻따뜻 #눈데우기

오늘의 컨디션 체크!

☐ 신남 ☐ 좋음 ☐ 보통 ☐ 슬픔 ☐ 나쁨

눈에 손이불 덮어주기

먼저 양손을 깨끗이 씻고 빠른 속도로 싹싹 빌듯이 비벼 손바닥을 따뜻하게 합니다. 손의 혈액순환에도 도움이 되지만, 장시간 모니터나 글자를 보던 피로한 눈에 손이불을 덮어주세요. 10초 정도 후 손의 온기가 떨어지면 다시 손을 비벼 덮어주기를 5회 반복합니다.

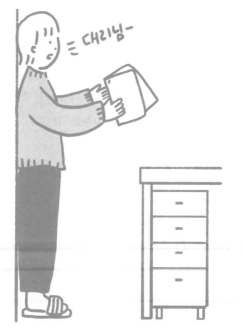

#바른자세 #1분간벽서기 #1분이이렇게길었나

오늘의 컨디션 체크!

☐ 신남　☐ 좋음　☐ 보통　☐ 슬픔　☐ 나쁨

이야기 나누면서 벽 서기

모델들이 많이 한다는 벽 서기. 정수리까지 반듯한 자세를 원한다면 이 자세는 필수예요. 머리, 어깨, 엉덩이, 종아리, 발뒤꿈치를 벽에 대고 반듯한 자세로 섭니다. 허리가 너무 꺾이지 않도록 아랫배에 힘을 주고 벽과 허리 사이에 손바닥이 늘어갈 정도가 좋습니다. 일부러 이야깃거리를 만들어 대리님에게로 갑니다. 그러곤 대리님 자리 옆에서 벽 서기 한 채로 이야기를 나눠요.

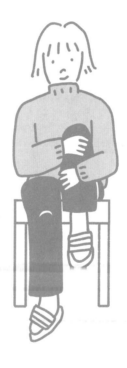

22

#슬림한허벅지 #배에힘꽉 #코어운동도덤

오늘의 컨디션 체크!

☐ 신남 ☐ 좋음 ☐ 보통 ☐ 슬픔 ☐ 나쁨

허벅지 운동으로 많이 봤쥬?

주변에 사람들이 있을 땐 동작을 소란스럽게 할 수 없죠. 의자에 앉은 자세로 한쪽 다리를 세운 후 양손으로 무릎을 잡고 몸쪽으로 당겨주세요. 숨을 크게 마시고 몸쪽으로 당겨올 때 호흡을 천천히 내쉬어요. 같은 동작으로 3회 하고, 반대 나리를 이용해 동작을 반복합니다. 큰 동작을 하지 않고 이렇게 하는 것만으로도 충분한 스트레칭이 되니 틈틈이 해주세요.

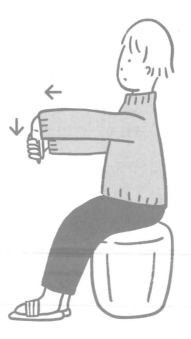

#손목강화 #손목이시큰거리면 #꼭해주세요

키보드 깨나 두드린다면
손목 터널 증후군

손목은 하루에 가장 많이 사용하는 신체 부위인 만큼 긴장된 손목을 풀어주는 것이 필수예요. 장시간 키보드나 마우스를 쥐고 일하는 사람에게 제격인 스트레칭입니다. 힌쪽 팔을 뻗고 손마디은 정면을 향하게 아래로 꺾은 상태로 두세요. 그리고 반대편 손으로 뻗어 있는 손의 손가락을 잡고 몸쪽으로 천천히 당겨주세요. 10초씩 3회 반복해 주세요. 반대편도 똑같이 스트레칭 하여 풀어줍니다. 이때 팔꿈치를 쭉 뻗는 것이 포인트!

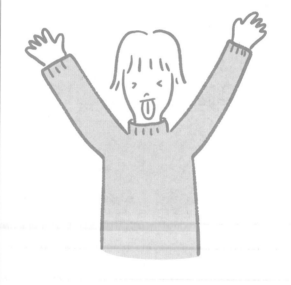

#턱운동 #얼굴근육이완

오늘의 컨디션 체크!

☐ 신남　☐ 종음　☐ 보통　☐ 슬픔　☐ 나쁨

아-에-이-오-우

잠시 사람이 없는 곳으로 갑니다. 거울이 없는 곳에서 15초 동안 최대한 길-게 혀를 내밀어 보세요. 잠시 입을 다물어 소근육을 정돈한 후 숨을 크게 들이마셨다가 최대한 입을 크게 벌리고 절도 있게 아-에-이-오-우 해줍니다. 한 번만 하면 효과가 없으니 이 동작을 10회 정도 해주세요. 무리하게 하면 턱에 소리가 날 수도 있어요. 얼굴 스트레칭이 끝난 후에는 턱을 부드럽게 마사지해 주세요.

2주차   /   목요일

가로로 보이주세요.

시작

끝

#눈동자도운동이필요해요 #개안하는기분

눈동자에 마사지를

한 곳을 오랫동안 응시하고 있는 책상 생활자는 눈동자를 이리저리 움직이는 일이 드물어요. 뭉쳐 있던 눈의 근육을 풀어봅시다! 화살표 방향으로 ○을 하나씩 인지하며 따라가세요. ●칸에는 2초간 머무릅니다.

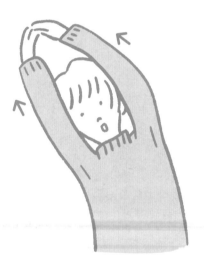

오늘의 컨디션 체크!

☐ 신남 ☐ 좋음 ☐ 보통 ☐ 슬픔 ☐ 나쁨

몸이 찌뿌둥해서
기지개를 켜고 싶을 때

이것도 귀찮고, 저것도 귀찮은데 몸은 축축 처진
다면, 몸통을 좌, 우로 천천히 움직일게요. 먼저
몸을 살짝 털어준 다음 자세를 반듯하게 가다듬
어요. 다리를 모으고 양쪽 팔을 위로 쭉 뻗어 숨
을 내쉬며 왼쪽으로 내려가세요. 5초 정도 유지
한 후 다시 손이 머리 위로 돌아옵니다. 숨을 들
이마시고 다시 숨을 내쉬며 오른쪽으로 내려갑니
다. 찌뿌둥한 몸을 쭉 펴주세요. 이때 배에 힘을
주는 게 포인트!

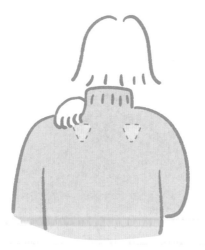

3.

#어깨근육이뭉치면 #두통이올수있어요

오늘의 컨디션 체크!

☐ 신남　☐ 좋음　☐ 보통　☐ 슬픔　☐ 나쁨

뒷골이 당긴다면 어깨를 꾹욱

갑자기 생긴 두통에 뒷목을 꾹꾹 눌러도 효과가 별로 없을 때가 있어요. 이때는 뒷목 대신 어깨 사이의 공간을 풀어주면 더 좋아요. 어깨를 과도하게 움직이기 보다 손을 가볍게 어깨에 가져다 대면 어깨 뼈 옆 움푹 파인 공간에 근육이 만져질 거예요. 이 부분을 30초 정도 지그시 눌러줍니다. 팔을 책상 위에 얹어 꾹욱 누르면 힘이 더 들어가 시원한데요. 이 포즈는 중요한 문제를 해결하는 듯 열심히 일하는 모습으로 보일 수 있으니 틈날 때마다 해주세요.

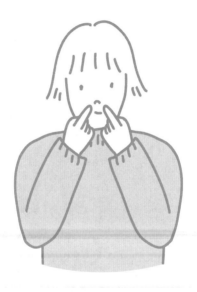

#코지압 #꾸욱꾸욱

오늘의 컨디션 체크!

☐ 신남   ☐ 좋음   ☐ 보통   ☐ 슬픔   ☐ 나쁨

코를 달래주자

오늘도 코를 먹느라 정신없는 비염인들은 매일 쉬지 않고 일하느라 바쁜 코를 달래줄 필요가 있어요. 콧방울 양옆의 움푹 들어간 주름 부위를 3초 정도 꾹 누르고 2초 정도 숨을 참아주세요. 같은 동작을 10회 반복해요. 비염, 호흡기, 고막힘, 콧물 등의 증상 완화와 예방에 도움을 준답니다. 아참, 휴지로 콧기름을 먼저 닦아줘야 미끄러지지 않고 정확한 동작이 가능해요.

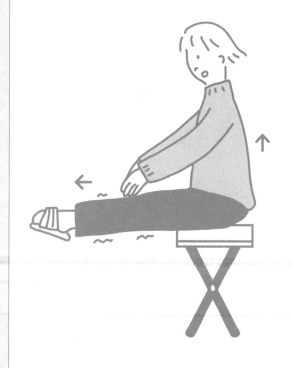

36

#다리쭈욱 #숨고르기 #덜덜

다리를 드는 것만으로도
운동이다

37

스트레칭을 해야겠다는 의지는 있는데 할 시간도 없이 바쁘다면 의자를 뒤로 조금 밀어주세요. 여유 공간을 확보한 후 다리를 모아 앞으로 쭉 펴주 듯이 뻗어주세요. 허리를 곧게 세우고, 무릎을 굽히지 않아야 스트레칭이 됩니다. 바쁜 와중에 숨고르기처럼 잠깐 할 수 있는 동작이니 부담 없이 시도하세요. 여러 번 반복할수록 운동 효과는 높아집니다.

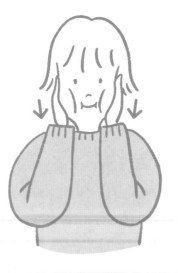

38

오늘의 컨디션 체크!

☐ 신남 ☐ 좋음 ☐ 보통 ☐ 슬픔 ☐ 나쁨

아이 예쁘다

자존감이 바닥을 치는 날, 가끔은 스스로 자존감
을 높여주는 것이 필요합니다. 아기였던 때 이후
로 한번도 쓰다듬어준 적 없는 볼을 두 손바닥으
로 쓰다듬듯이 위에서 아래로 내려주세요. 나를
조금 더 사랑하고자 하는 마음으로 힘을 주어 꾹
누르듯이 쓸어내려 주는 것이 포인트입니다.

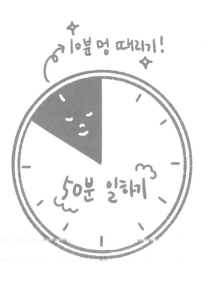

오늘의 컨디션 체크!

☐ 신남　　☐ 좋음　　☐ 보통　　☐ 슬픔　　☐ 나쁨

쉬는 시간 루틴 만들기

일에 치이는 직장인. 바쁘더라도 내 건강을 위해서라면 일부러라도 쉬어야 해요. 몸이 피로해질 때까지 일하다가 그제야 쉬는 시간을 갖기보다 주기적으로 쉬어주는 게 중요한데요. 가장 추천하는 방법은 1시간 단위로 끊어 50분은 일하고 10분은 쉬는 것입니다. 아무것도 하지 않아도 좋고, 그간 익혀둔 스트레칭을 하며 몸을 풀어줍니다. 내 몸을 이 루틴에 적응시키는 것이 중요해요. 본인의 리듬에 따라 40분 일하고 20분 쉬어도 괜찮습니다. 잠시 쉬는 시간을 갖는 루틴이 업무 효율을 높여줍니다.

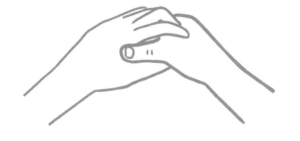

#체했을때 #추울때 #긴장될때는 #손을꾸욱

움푹 들어간 곳을 향해

점심을 먹고 속이 더부룩하거나 체했을 때 손을 주무르죠. 엄지와 검지 사이 움푹 들어간 곳 꾸욱 눌러주면 꽉 막힌 배가 조금은 풀어지는 것 같아요. 경직된 몸을 풀어주기로 유명한 부위로 10초만 마사지해도 되고, 추위로 경직되었을 때도 2분 정도 눌러주면 혈액순환이 잘 되어 몸이 한결 가벼워집니다. 소화가 안 될 때, 온몸이 뻐근할 때, 움푹 들어간 곳을 꾹꾹 눌러주세요.

▶ 거꾸로 불러 보세요 ◀

1절

산토끼 토끼야 어디로 가느냐

깡총깡총 뛰면서 어디를 가느냐

2절

산고개 고개를 나혼자 넘어서

토실토실 알밤을 주워서 올 테야

#냐느가로디어야끼토끼토산

거꾸로 듣는 노래가사는 무엇

5

아무래도 뇌가 늙어가고 있다는 징조가 보일 때, 2인 1조를 이루어 한 사람이 노래가사를 거꾸로 말하면 다른 한 사람이 가사만 듣고 노래의 제목을 맞추는 뇌 스트레칭을 해볼게요. 쉬운 동요부디 시작해 볼 텐데요. 듣는 사람은 기시를 적지 않고 제목을 유추하다가 다섯 곡 이상 실패할 경우 메모장을 꺼내 보세요. 익숙한 언어 듣기에서 벗어나 한 단계 생각을 거쳐야 하는, 마치 외국어 독해 급의 뇌 순환 운동 효과를 노릴 수 있습니다.

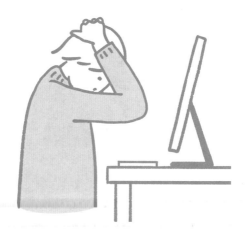

#뒷목을쭈욱 #턱을천천히들어도좋아요

오늘의 컨디션 체크!

☐ 신남 ☐ 좋음 ☐ 보통 ☐ 슬픔 ☐ 나쁨

뻐근한 뒷목을 유연하게

계속해서 모니터로 검토해야 하는 업무가 잔뜩 쌓여 있을 때 눈은 모니터를 응시한 채 뻐근한 뒷목을 풀어주는 틈새 스트레칭이 있습니다. 먼저 깍지를 끼고 양팔을 머리 뒷부분에 올린 후 부드럽게 앞으로 눌러주세요. 이 동작을 앞뒤 좌우 반복하세요. 처음보다 훨씬 큰 각도로 고개가 움직인다면 시원함을 느낄 수 있습니다.

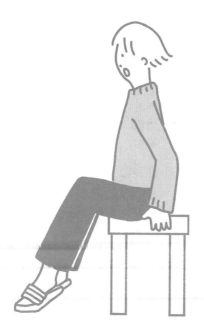

#퉁퉁부은다리 #시원하게쭈욱

오늘의 컨디션 체크!

초간단 다리 부종 방지

딱 맞는 신발을 신은 날이면 퇴근 무렵엔 발이 부어 제대로 들어가지 않아요. 퇴근 시간이 다가올수록 다리는 계속 붓는데요. 부기를 방지하기 위해 스트레칭을 해주세요. 몸을 의자 등받이에서 떼고 의자 앞쪽으로 걸터앉은 후, 양손으로 의자를 잡아 고정하고 뒤꿈치를 1~2분간 들고 있어요. 간단하지만 몸의 긴장을 이완하고 혈액순환에 도움이 되어 부운 다리가 조금은 편안해질 거예요.

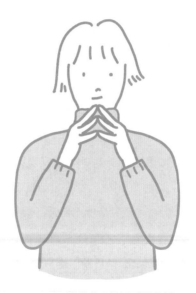

#손끝까지혈액순환 #수족냉증에좋아요

손가락 끝을 맞추긴
생각보다 어렵지만

박수가 몸에 좋다는 사실은 알고 있지만 소리가 나서 부담스럽죠. 그렇다면 손가락의 끝만 부딪히는 박수는 어떨까요. 이런 소심한 행동이 좁아진 혈관을 자극하여 모세혈관을 넓혀주는 데 도움이 돼요. 30초만 하면 되는데 빠르면 100회 정도의 박수가 가능합니다. 도전!

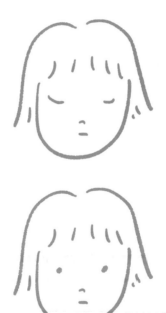

52

오늘의 컨디션 체크!

☐ 신남   ☐ 좋음   ☐ 보통   ☐ 슬픔   ☐ 나쁨

안구가 뻑뻑할 때

종일 모니터 앞에 있는 것으로도 모자라, 퇴근 후에도 자기 전까지 휴대폰을 들여다보는 것이 일상이죠. 눈 나빠지고 후회하지 말아요. 틈날 때마다 약 1분 동안 4초에 한 번씩 눈을 감았다가 떠주세요. 눈을 깜빡이면 눈물 공급이 원활해지는 효과가 있어 눈이 촉촉해져 안구 건조증 예방에도 도움이 됩니다. 눈이 더 나빠지기 전에 눈 건강을 의식하면서 눈 스트레칭 횟수를 늘려주세요.

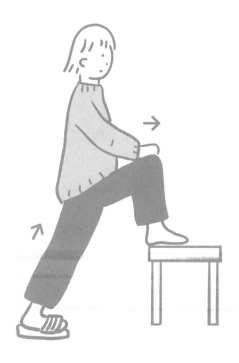

54

#허벅지시원하게 #쭈욱늘려주세요

오늘의 컨디션 체크!

☐ 신남　　☐ 좋음　　☐ 보통　　☐ 슬픔　　☐ 나쁨

역시 볼록 튀어나온 뒷벅지 정리

어제는 앞쪽 허벅지를 스트레칭 했다면 오늘은
뒤쪽 허벅지도 스트레칭을 해볼게요. 의자와 조
금 떨어져서 선 후에 한쪽 다리를 의자에 올리고,
의자에 올리지 않은 다리는 중심을 잃지 않도록
지탱해 주세요. 의자에 올린 다리에 양손을 올리
고 몸을 앞으로 기울입니다. 지탱하는 다리 뒤쪽
근육이 시원하게 펴지는 느낌이 드는데요. 평소
에 잘 쓰지 않는 근육이라 이렇게만 풀어줘도 다
리가 한결 가벼워져요. 반대쪽 다리도 똑같이 반
복해 주세요.

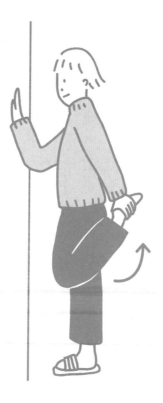

#앞벅지를시원하게 #승마살도풀어줘요

볼록 튀어나온 앞벅지 정리

공교롭게도 사무실 직원들이 모두 외근을 나가고
나만 있는 시간. 평소엔 파티션 아래에서 조용히
스트레칭을 했다면, 일어나서 스트레칭을 해보세
요. 한손을 벽에 기대거나 의자 등받이를 한 손으
로 잡은 상태에서 한쪽 다리를 뒤로 접고 같은 쪽
손으로 발목 혹은 발등을 잡아 엉덩이 쪽으로 당
겨줍니다. 앞쪽 허벅지 근육이 당겨 다리가 한결
시원해질 거예요.

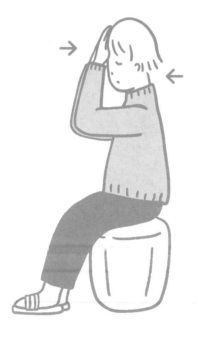

#뭉친어깨에좋아요 #거북목탈출

오늘의 컨디션 체크!

☐ 신남 ☐ 좋음 ☐ 보통 ☐ 슬픔 ☐ 나쁨

스스로 가벽을 세우자

9

스트레칭을 하러 벽까지 가기 조금 민망하다면
스스로 벽을 만들어보세요. 두 손바닥을 이마에
대고 고정한 후 손의 힘과 목의 힘으로 서로 밀어
주세요. 뻐근한 뒷목 근육에 힘이 들어가 근육을
강화하고, 이마에 힘이 들어가면서 머리 마사지
효과도 있어요.

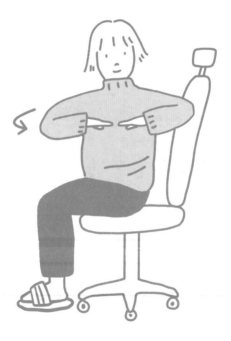

6

#복부운동 #꼭두각시아님주의

오늘의 컨디션 체크!

☐ 신남 ☐ 좋음 ☐ 보통 ☐ 슬픔 ☐ 나쁨

탄탄한 복부가 필요하다면

쇄골을 늘려주는 느낌으로 가슴을 쫙 펴고 양팔을 접어 가슴 앞으로 가져옵니다. 어깨가 올라가지 않도록 날개뼈 아래에 힘을 줍니다. 아랫배에도 힘을 주고 몸통이 뒤틀리는 느낌으로 좌우로 회전합니다. 양쪽으로 15회 반복하면 책상 안에서 탄탄한 복부가 만들어질 거예요.

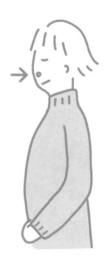

20초
들이마시기

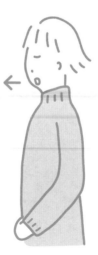

20초
내뱉기

#호흡하면서답답한마음을날려요

오늘의 컨디션 체크!

☐ 신남　☐ 좋음　☐ 보통　☐ 슬픔　☐ 나쁨

마음을 편안하게 하는 호흡

호흡을 천천히 내쉬면 답답한 마음이 사라지곤 합니다. 호흡, 제대로 해보면 꽤 어렵다는 사실 알고 있나요? 먼저 바른 자세로 앉은 후 휴대폰으로 타이머를 켜주세요. '시작' 버튼을 누른 후 코로 일정한 양의 숨을 들이마십니다. 20초 동안 호흡을 다 채울 수 있도록 마시는 속도를 배분하세요. 어깨는 움직이지 않고, 윗배가 나오고 갈비뼈가 확장되게 해주세요. 호흡이 가득 찬 상태로 잠시 머물렀다가 다시 입으로 20초 동안 천천히 숨을 내뱉습니다. 잠시 휴식을 취한 후 5회 반복합니다.

SEE YOU
TOMORROW

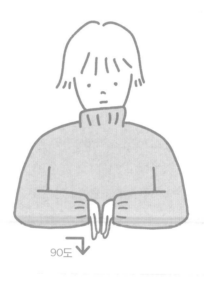

90도

#손목터널증후군 #손목강화

오늘의 컨디션 체크!

☐ 신남　　☐ 좋음　　☐ 보통　　☐ 슬픔　　☐ 나쁨

내 손목은 어떤 상태일까요

컴퓨터를 너무 오래 해서일까요? 손목이 저려오기 시작합니다. 이럴 때 손목터널증후군인지 자가 진단이 필요해요. 손등을 맞대어 1분간 있다가 왼쪽, 오른쪽 손에 어느 쪽에 손저림 증상이 있는지 살펴보세요. 크게 아프지 않다고 대수롭시 않게 넘기면 나중에 후회하니, 손저림 증상이 있다면 가볍게 주먹을 쥔 상태에서 왼쪽, 오른쪽으로 천천히 회전하며 손목을 강화합니다.

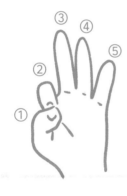
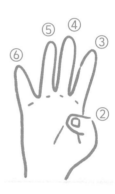

머리가 복잡할 때는

업무는 쌓여 있는데 일에 집중이 안 될 때가 있죠. 간단한 손가락 움직임으로 뇌의 근육을 자극하는 동작을 해보겠습니다. 먼저 양손의 손바닥이 보이게 해주세요. 왼쪽에 엄지를 접고 시작합니다. 다음에는 왼손의 검지, 오른손의 엄지를 동시에 접어주세요. 왼손의 중지와 오른손의 검지를 동시에 접어주면 되는데요. 왼손과 오른손의 손가락을 하나씩 엇갈리게 접어주는 동작이라 뇌의 안 쓰는 근육까지 자극을 줄 수가 있어요. 이 동작이 수월한 분들은 반대로 손가락을 엇갈리게 펴주는 동작을 해주세요.

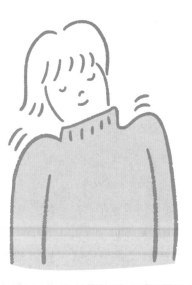

#어깨통증완화 #어깨를부드럽게

으쓱으쓱

고개를 들어 동료들이 얼굴을 박고 집중하고 있는 것을 확인했다면, 양손을 차렷 자세로 내려놓은 채로 어깨를 으쓱으쓱 2회 반복하세요. 그다음엔 양손을 어깨 위로 올리고 앞에서 뒤로 2회 돌리고 두 팔을 위로 뻗었다가 내려주세요. 반대로 뒤에서 앞으로 2회 돌리고 두 팔을 위로 뻗었다가 내려줍니다. 누군가가 고개를 들기 전까지 반복하세요.

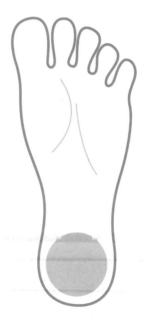

#효과만점지압 #부분마사지

오늘의 컨디션 체크!

☐ 신남　　☐ 좋음　　☐ 보통　　☐ 슬픔　　☐ 나쁨

피로를 싹 지압봉 마사지

그동안 맨 몸 스트레칭으로 몸을 풀어주었다면
지압봉으로 국소 부위를 집중 공격해 봅니다. 지
압봉은 다리나 발 부위의 혈을 자극하는 효과가
있어요. 오늘은 혈을 짚어주기보다 워밍업을 하는
데요, 봉 끝으로 발바닥 전체를 지그시 눌러줍니
다. 그리고 뒤꿈치를 봉의 끝으로 두드리기도 하
고 효자손으로 긁듯이 눌러주세요. 그러면 피가
통하는 느낌이 들면서 개운해집니다. 지압봉이 없
다면 볼펜이나 막대기, 손가락을 사용하세요.

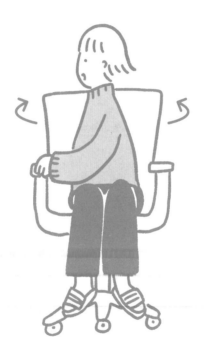

#옆구리살도사라지고 #허리도튼튼

트위스트 트위스트
상반신 운동

회전이 되는 의자를 가진 책상 생활자에게 유용한 동작입니다. 책상 모서리나 의자 손잡이를 잡고 다리는 바닥에서 떼어줍니다. 허리와 배에 힘을 주고 좌우 왔다 갔다 하면서 허리를 트위스트 해주세요. 만약 회전의자가 없더라도 자리에 서서 책장을 짚고 하면 되니 너무 걱정하지 않아도 돼요. 다리를 어깨너비만큼 벌리고 서서 책상 모서리나 책장을 잡고 허리를 돌려주면 됩니다.

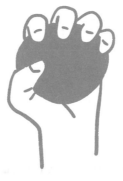

74

#손목강화 #심호흡동반

분노가 치밀어 오를 때
주먹을 꽉 쥔다면

가끔 어이없는 일로 화가 날 때가 있어요. 분노가 치밀어 올라 저절로 손에 힘이 들어가는데요. 화도 나는데 손목도 아프면 안 되잖아요. 이럴 때는 책상에 부드러운 공이 있다면 공을 쥐었다 폈다를 반복해 주세요. 공이 없다면 주먹 안에 공이 있다고 생각하고 천천히 쥐었다 펴주세요. 손목 강화 운동을 하면서 화를 가라앉혀 보세요. 호흡도 천천히 내뱉어 주는 것도 잊지 말고요!

하루한장 아이클리어

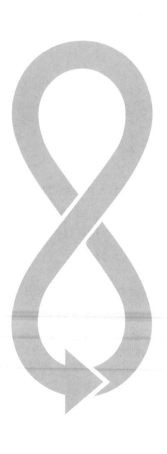

#시력향상 #눈근육을풀어줘요

오늘의 컨디션 체크!

☐ 신남　☐ 좋음　☐ 보통　☐ 슬픔　☐ 나쁨

눈이 침침해져요

편안하게 정면을 응시했다가 왼쪽 그림을 봐주세요. 왼쪽에서 오른쪽으로 누워 있는 8자를 그리며 눈을 움직여 주세요. 천천히 10회 반복합니다. 눈을 감아 30을 세며 눈의 근육을 풀어준 후, 반대로 오른쪽에서 왼쪽으로 누운 8자를 10회 그려줍니다. 그림보다 더 크게 눈을 움직여도 좋습니다. 다시 눈을 감아 눈의 근육을 편안하게 만들어주세요.

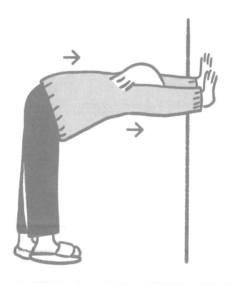

7

#등을쭈욱 #탕비실운동

오늘의 컨디션 체크!

☐ 신남　☐ 좋음　☐ 보통　☐ 슬픔　☐ 나쁨

탕비실과 사무실 틈새 벽에서

하루 평균 걸음 수 3,000보도 안 되는 직장인은
사무실에서도 밖으로 나갈 일 없이 탕비실이나
화장실만 겨우 왔다 갔다 합니다. 탕비실에서 커
피를 내리는 동안만이라도 짬을 내어 몸을 이완
시켜주세요. 양손으로 벽을 짚고 등과 허리를 뒤
로 쭉 빼서 전신을 풀어주세요. 1분도 되지 않는
간단한 운동이니 자주 왔다 갔다 하며 몸을 풀어
주는 것이 좋습니다.

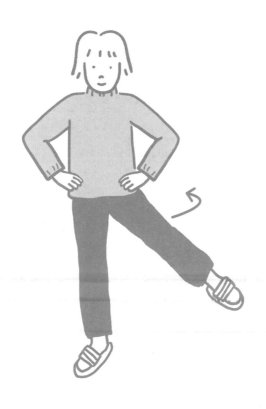

#하체부종 #슬림해져라하체

하체 부종을 털어버리자

81

자리에서 잠깐 일어나 주세요. 허리에 양손을 얹고 다리는 어깨너비만큼 벌리고 바른 자세로 섭니다. 오른쪽 다리를 들어 바깥쪽으로 쭉 펴면서 뒤쪽으로 차주세요. 오래 앉아 있어 눌린 엉덩이 근육은 뜻밖에 시원해집니다. 반대편도 똑같이 해주세요. 이 동작을 4회 반복합니다. 동료가 뜻밖에 발길질 당할 수 있으니 주변을 잘 둘러보고 하세요!

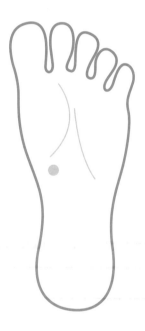

#체했을때 #발가운데를꾹

발 꾹꾹이: 체했을 때

체했을 때 흔히 손을 주무르는 것이 효과가 좋다고 알고 있지만, 몸의 한 가운데 위치한 위와 마찬가지로 발바닥에도 위에 좋은 지압 점이 있어요. 가운데에 가장 움푹 들어간 곳이 그곳인데 평소 위가 좋지 않다면 이곳을 자주 눌러주세요. 우리 모두 건강한 위를 위해 꾹꾹 눌러보아요.

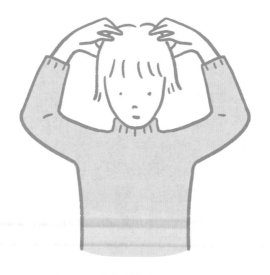

#살살두드려줘요 #마음안정 #탈모예방은덤

오늘의 컨디션 체크!

☐ 신남　　☐ 좋음　　☐ 보통　　☐ 슬픔　　☐ 나쁨

마음이 안정되지 않을 때
머리 두드리기

편안한 자세로 앉아주세요. 손가락을 세워 정수리에서부터 머리를 두드려줍니다. 숨을 천천히 내쉬면서 머리를 두드리는데요. 손톱이 아니고 손가락의 끝부분으로 두드려주는 것이 중요해요. 신경이 예민한 날, 마음이 안정되지 않고 불안한 날에 하면 좋아요. 특히 귀 위쪽 옆 통수를 두드려주면 감정 조절에 도움이 됩니다. 눈과 머리가 맑아지니 자주 해주면 좋은 동작입니다.

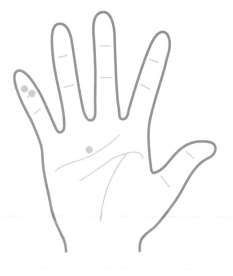

#꼬르륵민망 #다이어트에도효과

오늘의 컨디션 체크!

☐ 신남 ☐ 좋음 ☐ 보통 ☐ 슬픔 ☐ 나쁨

배고플 때 누르세요

뱃속의 꼬르륵 거리는 소리가 민망했던 적이 다들 있을 거예요. 이럴 때 지압 하나만으로 배고픔을 살짝 가시게 할 수 있어요. 새끼손가락의 첫 번째 마디를 꾹꾹 눌러주세요. 손바닥을 펼쳤을 때 손금 시작 부분의 가운데도 함께 눌러주면 좋습니다. 3분가량 주물러주면 배고픔이 가신답니다. 밥 먹기 전에 눌러주면 적게 먹어도 배부른 듯한 효과가 있어요.

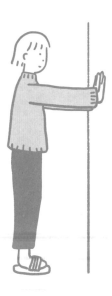
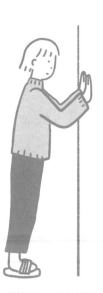

#팔굽혀펴기 #호흡은안정적으로

가슴이 답답한 날에는
벽에서 팔굽혀펴기

9

벽을 쿵 치고 싶을 정도로 가슴이 답답한 날에는 벽으로 다가가 팔굽혀펴기를 하면서 마음을 안정시켜요. 벽에 양손을 어깨너비만큼 벌려서 짚어주세요. 두 발은 상체보다 뒤로 보낸 후 팔꿈치를 구부려 가슴이 벽을 향해 다가갑니다. 발은 움직이지 않도록 잘 고정해요. 상체를 밀어낼 때 호흡을 뱉어주세요. 팔굽혀펴기에 집중하느라 나를 괴롭혔던 일을 잠시나마 잊을 수 있을 거예요.

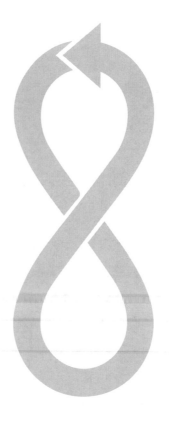

9

#눈근육을편안하게 #더이상안구노화는그만

오늘의 컨디션 체크!

☐ 신남　　☐ 좋음　　☐ 보통　　☐ 슬픔　　☐ 나쁨

눈이 또 침침해져요

모니터를 너무 오래 본 탓인지 눈이 피로합니다. 편안하게 정면을 응시했다가 왼쪽 그림을 봐주세요. 위에서 아래로 8자를 그리며 눈을 움직여 주세요. 천천히 10회 해주세요. 눈을 감아 30을 세며 눈의 근육을 풀어준 후, 반대로 아래에서 위로 8자를 10회 그려줍니다. 다시 눈을 감아 눈의 근육을 편안하게 만들어주세요.

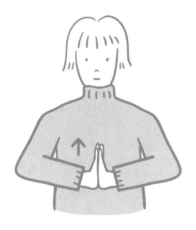

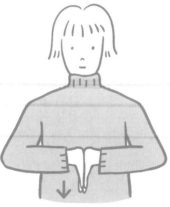

#손목돌리기 #엄청시원해요

270도 손목 돌리기

3

바르게 손을 모으는 동작은 쉬워요. 하지만 그 손을 그대로 180도 아래로 내리기는 쉽지 않습니다. 손목과 팔꿈치 사이의 온 근육들이 180도 뒤틀리면서 뻐근함과 동시에 한번도 뒤튼적 없던 부위라 의외의 상쾌함이 동반돼요. 두 손바닥을 몸 반대 방향으로의 돌리는 방법을 5회 시도해 보고, 가능하면 몸쪽으로도 시도해 보세요. 몸쪽으로는 180도까지는 대부분 불가능하니 90도까지 해보세요. 너무 무리하지 않아도 됩니다.

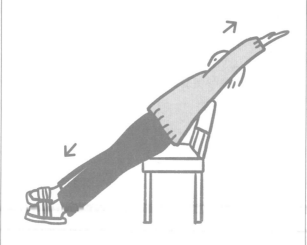

#등을길게 #허리주의 #천천히숙여요

오늘의 컨디션 체크!

☐ 신남 ☐ 좋음 ☐ 보통 ☐ 슬픔 ☐ 나쁨

쭈욱 늘리는 윗 등 스트레칭

종일 앉아 있어 의자와 곧 한 몸이 될 것 같아서,
의자를 이용해 시원한 스트레칭을 하겠습니다.
등을 등받이에서 떼고 의자 앞쪽에 앉아 시작합
니다. 그런 다음 등 윗부분만 등받이에 기댑니다.
다리를 쭉 펴주고 팔은 머리 위로 쭉 뻗어주세요.
팔부터 다리까지 일직선이 되게 만들어요. 심호
흡도 크게 하면 더욱 시원해요.

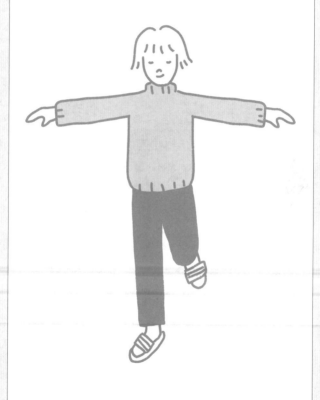

#균형운동 #코어강화 #바른자세

오늘의 컨디션 체크!

☐ 신남　　☐ 좋음　　☐ 보통　　☐ 슬픔　　☐ 나쁨

밸런스를 맞춰주는
눈감고 한 발 서기

눈을 감고 한 발로 서서 균형을 잡는 동작인데요.
자세를 반듯이 세우고 한쪽 다리를 들어 올립니
다. 눈을 감고 팔을 양옆으로 쭉 벌린 채 30초 동
안 균형을 잡아줘야 하는데요. 이 동자이 어렵다
면 눈을 뜬 상태에서 시선을 한 곳에 응시해요.
반대 발도 30초 동안 같은 동작을 반복합니다.

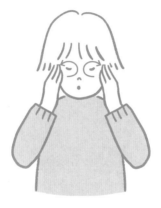

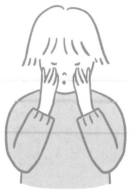

#청량한눈을위해 #꾹꾹눌러주세요

오늘의 컨디션 체크!

☐ 신남　　☐ 좋음　　☐ 보통　　☐ 슬픔　　☐ 나쁨

안경 그려주기

눈 주변의 모든 근육이 중력의 힘을 너무 받을 때
가 있어요. 이럴 때 시야도 흐려지고, 앞이 희미하
게 보입니다. 눈을 최대한 크게 뜨고 눈꼬리 양끝
에서 눈 아래 뼈 라인을 따라 눈 안쪽으로 왔다가
다시 눈 뼈 윗 라인을 따라 바깥쪽으로 빙글빙글
마사지해 주세요. 이렇게 가상의 안경이라도 그
려주면서 눈이 조금이라도 밝아지길 바랍니다.

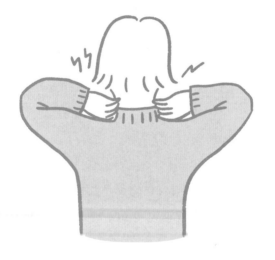

#뒷목잡고쓰러지기전에 #미리미리운동해요

오늘의 컨디션 체크!

☐ 신남　☐ 좋음　☐ 보통　☐ 슬픔　☐ 나쁨

뒷목 잡기 전에

목덜미에 쌓인 피로를 해소하는 것은 건강에 여러모로 좋다는 사실을 알고 있죠. 양손으로 목덜미를 따라 머리에서 어깨로 내려가면서 꾹꾹 눌러줘도 효과가 좋은데요. 손가락을 쭉 편 다음 손가락에 힘을 주면서 정수리부터 두피를 마사지하세요. 점점 목덜미로 내려와서 손가락을 모으고 근육을 눌러줍니다. 목과 두피를 같이 풀어줘야 상쾌함이 두 배가 된다는 사실, 잊지 마세요!

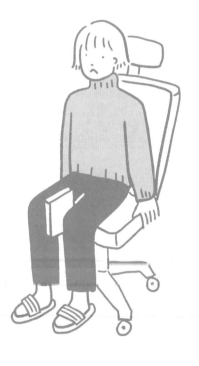

102

#허벅지가튼튼해야 #건강해요

오늘의 컨디션 체크!

'책벅지' 들어보셨나요

다이어터 사이에서 유행했던 동작이 있어요. 허리를 세워 바르게 앉고, 허벅지 사이에 두꺼운 책을 끼워 넣어 버티는 것인데요. 다리에 저절로 힘이 들어가서 근육도 잡아주고 허벅지 살도 빠진다는 이유에서 입음입음 퍼졌습니다. 드라마틱하게 살이 빠지지는 않지만 몸이 긴장되고 적당한 자극을 주는 효과가 있어요. 책장에 꽂혀 있는 도톰한 책을 한 권 꺼내서 1분간 버틴다면 허벅지 안쪽 근육인 내전근 강화에 도움이 된답니다.

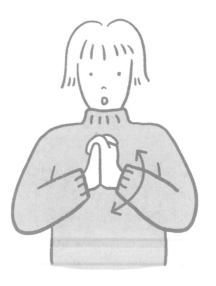

#화를다스려요 #심호흡도필수

오늘의 컨디션 체크!

☐ 신남 　☐ 종음 　☐ 보통 　☐ 슬픔 　☐ 나쁨

화가 날 때는 가슴 두드리기

화가 나거나 속이 답답할 때 가슴을 치는데요. 화도 나는데 이왕이면 건강에도 도움이 되면 좋겠죠? 먼저 손을 뻗어 깍지를 껴줍니다. 손을 길게 뻗었다가 가슴을 쳐주세요. 고개를 살짝 뒤로 젖히고 가슴을 쳐주는데요. 입으로 길게 숨을 내쉽니다. 1분 정도 가슴을 두드려준 후 가슴을 아래로 쓸어내리며 마무리합니다. 화가 난다고 너무 세게 하면 아플 수 있으니 조절해 주세요. 내 몸은 소중하니까요.

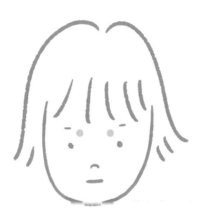

#라면먹고잤더니 #눈이퉁퉁

통통 부운 눈

어떻게 된 일인지 출근하니 눈이 통통 부었습니다. 이럴 때 응급처치로 부은 눈을 가라앉혀 주세요. 눈썹과 눈썹 사이의 지혈 점을 꾸욱 눌러줍니다. 눈 주변 근육이 시작되는 지점으로 혈액순환을 촉진시켜 주는데요. 너무 세게 누르면 머리가 띵해지니 천천히 꾸욱 눌러주세요.

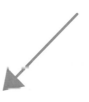

#눈이찢어질정도로눈동자를끝까지

미운 사람 째려보듯이

일하다 보면 눈동자가 한 곳을 응시하는 시간이
길어지죠. 그래서 눈을 아무리 감았다 떠도 눈의
피로가 풀리지 않을 경우가 있는데요. 이럴 때는
눈동자를 눈의 가장 끝으로 보내는 방법이 도움
이 됩니다. 누군가를 째려보면 인 되니까 분심고
미운 사람을 생각하면서 째려봐 주세요. 왼쪽 그
림처럼 대각선을 그리며 천천히 눈동자를 움직여
보세요.

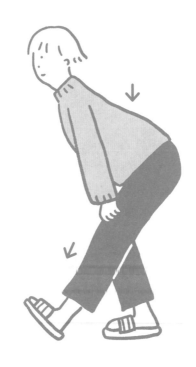

#허벅지근육왕이되고싶어요

오늘의 컨디션 체크!

☐ 신남　☐ 좋음　☐ 보통　☐ 슬픔　☐ 나쁨

햄스트링을 아세요?

뉴스에서 손흥민 선수의 부상 소식을 접할 때 처음 들어본 햄스트링. 운동을 좋아하는 사람들이라면 익히 잘 알 거예요. 햄스트링은 허벅지 넓적다리 뒷부분의 근육인데요. 몸을 이루는 근육 중 가장 크기 때문에 허리, 골반과도 연결되어 있어 이 부위를 꾸준히 관리하는 것이 중요합니다. 책상 생활자도 햄스트링을 스트레칭할 수 있어요. 가장 쉬운 자세는 자연스럽게 선 후에 한쪽 다리를 앞으로 내밀고, 반대쪽 다리는 무릎을 조금 굽힌 상태에서 엉덩이를 뒤로 빼며 상체를 밑으로 천천히 눌러주세요. 허벅지 뒤쪽이 뻐근하게 당기는 느낌이 강하게 들 거예요.

SEE YOU
NEXT WEEK

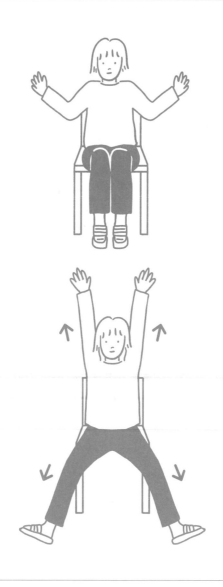

#갑자기하면부장님이놀라요

오늘의 컨디션 체크!

☐ 신남   ☐ 좋음   ☐ 보통   ☐ 슬픔   ☐ 나쁨

효과 빠른 유산소 운동이 필요하다면
의자 위 개구리

의자에 앉아 무릎과 발을 붙여주세요. 발끝을 아래로 향해 발끝을 닿을 듯 말 듯하게 두세요. 팔꿈치를 접어 양팔은 양쪽으로 벌려주고 손바닥은 앞을 향해줍니다. 준비 동작이 끝났으면 양다리를 힘차게 펼쳐주고 양팔은 머리 위로 들어줍니다. 30회 빠르게 반복해 주세요.

#보인다보인다 #최대집중력 #?

숨겨진 그림 찾기 1

매직아이는 적당한 거리에서 눈과 그림에 초점이 맞으면서 숨겨진 그림이 보이는데요. 눈의 근육을 풀어주어 시력 향상에도 효과가 있습니다. 그림을 응시하며 눈의 초점을 풀어주세요. 그러다가 천천히 가운데 지점으로 눈의 초점을 맞추다 보면 숨겨진 그림을 찾을 수 있을 거예요.

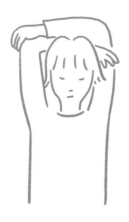

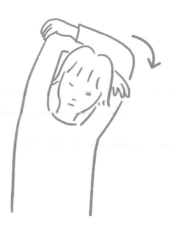

#1,700만원세이브 #열심히운동해요

안 아픈 게 최고의 저축

힘들게 번 돈을 병원비로 다 쓰는 것만큼 슬픈 일은 없어요. 갑작스럽게 큰 수술이라도 받게 되면 감당하기 힘든데요. SNS상에서는 '척추 수술비 1,700만 원'이라는 말도 괴담처럼 떠돕니다. 이 책을 읽고 있는 분들, 허리가 구부정한 자세로 앉아 있다면 모두 지금 바로 자세를 반듯하게 세워 보세요. 왼팔을 위로 들고 팔꿈치를 접어 오른손은 접은 팔꿈치를 잡아주세요. 그대로 오른쪽으로 옆구리를 숙이면서 팔도 당겨줍니다. 앞뒤는 움직이지 않고 옆으로만 움직여야 해요. 반대쪽도 동작해 주는데요. 굽어진 거북목도 집어 넣고 1,700만 원을 생각하며 오늘은 바른 자세로 일해 봅시다.

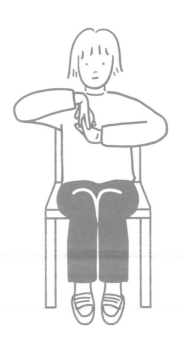

#갑자기꺾으면우두둑소리나니조심

오늘의 컨디션 체크!

☐ 신남 ☐ 좋음 ☐ 보통 ☐ 슬픔 ☐ 나쁨

손목 좀 꺾어봤다면

영화에서 보면 손목을 우두둑 소리 내며 꺾는 무서운 아저씨들이 있죠. 그렇게 하면 손가락과 손목이 굵어지니 따라 하지는 말고 우리는 손목을 가볍게 꺾어서 건강하게 만들어볼게요. 준비 동작으로 양손을 가볍게 털고 시작합니다. 양손을 깍지를 끼고 천천히 왼쪽으로 한 번, 오른쪽으로 한 번 번갈아 가면서 가볍게 꺾어주세요. 10회 반복합니다. 손목이 너무 아픈 분들은 90도로 꺾지 않아도 되니 통증이 있다면 살살 꺾으며 본인에게 맞는 각도를 찾아주세요.

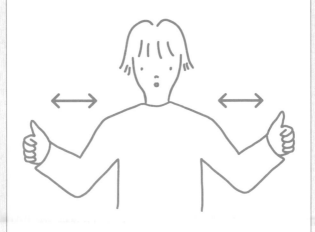

#시야넓히기 #눈근육단련

오늘의 컨디션 체크!

☐ 신남　☐ 좋음　☐ 보통　☐ 슬픔　☐ 나쁨

사장님이 어디 있을지 모르니까
시야 넓히기

직장인은 시야가 넓어야 이런저런 감시망에서 벗어날 수 있습니다. 누군가 나의 자리로 오고 있을 때 잽싸게 PC 카톡 창을 내린다던가, 딴짓을 숨길 수 있죠. 시야 넓히는 운동은 정말 중요해요. 앉은 상태에서 앞을 봐주세요. 눈동자는 좌우로 움직이지 않고 정면을 응시한 채 시야를 넓힌다는 느낌으로 전체를 느껴보세요. 양팔을 가슴 앞에 뻗어 엄지손가락을 편 채로 주먹을 쥐어주세요. 숨을 천천히 내쉬면서 양팔을 벌려주세요. 시야에서 벗어날 정도로 양팔을 벌려주다 엄지손가락이 보이지 않으면 천천히 원위치로 돌아옵니다. 호흡을 해주면서 3회 이상 반복합니다.

SEE YOU
NEXT WEEK

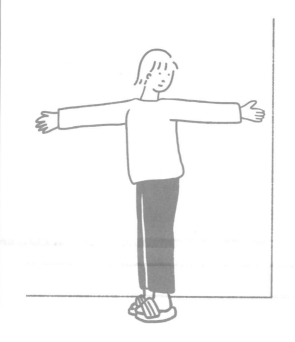

#어깨시원 #흉추운동

벽에서 트위스트

아무도 없는 벽으로 가주세요. 벽을 옆에 둔 채
서주세요. 한쪽 팔을 길게 뻗어 벽에 붙이고 반대
쪽 팔과 가슴, 어깨를 열어 몸통을 돌려주세요.
골반과 허리는 고정하고 팔과 가슴만 회전하는
거예요. 상체를 돌릴 때 숨을 천천히 내쉬어 주세
요. 양쪽 팔은 일직선이 되도록 신경 써주는 게 포
인트입니다. 방향을 바꿔서도 동작해 주세요.

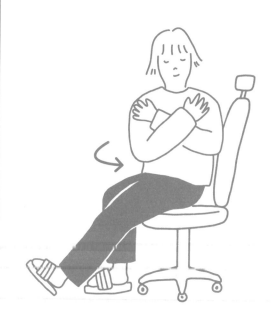

#유산소운동 #호흡도중요

오늘의 컨디션 체크!

의자 엑스맨

의자 끝에 걸터앉아 팔은 엑스자 모양으로 가슴에 포개줍니다. 왼쪽 발을 쭉 뻗은 후 뒤꿈치만 바닥에 닿게 합니다. 복근을 조인 후 상체를 왼쪽으로 비틀어줍니다. 다시 정면으로 돌아와 오른쪽 다리를 뻗고 오른쪽으로 비틀어줍니다. 호흡은 비틀면서 내쉬어 주세요. 호흡은 고르게 해줍니다. 20회 해주세요.

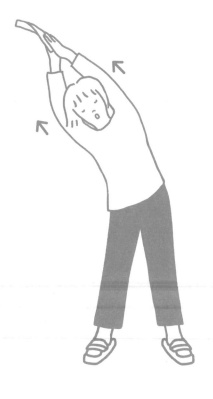

#전신쭉쭉 #특히옆구리살에효과적

오늘의 컨디션 체크!

☐ 신남　☐ 좋음　☐ 보통　☐ 슬픔　☐ 나쁨

A4로 전신을 스트레칭

흔한 A4용지로 전신 스트레칭을 할 수 있어요. 먼저 다리를 어깨너비만큼 벌려주고, 양손을 머리 위로 합장하여 용지를 잡아주세요. 허리가 굽어지지 않도록 주의하며 숨을 들이마시고 내쉬면서 상체를 옆으로 빗듯이 내립니다. 앞, 뒤로 중심이 쏠리지 않게 주의하면서요. 옆구리 자극만 느끼면 됩니다. 원래 자세로 돌아오고 반대쪽도 천천히 3회씩 반복합니다. 기왕이면 이면지를 사용하는 게 좋겠죠?

#내식욕은다가짜일지도 #자꾸먹어서큰일

가짜 배고픔 해결

당 충전을 한다는 핑계로 초콜릿을 더 먹고 과자
도 찾게 되는 때가 있습니다. 배가 진짜 고픈 게
아닌데 괜히 입이 심심하다면 가운뎃손가락 끄트
머리를 눌러보세요. 손등을 뒤집어서 손톱 아래
부분을 눌러도 됩니다. 대뇌가 자극되어 식욕을
조금이나마 억제해 줘요.

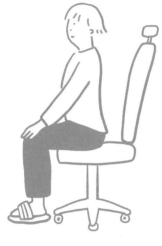

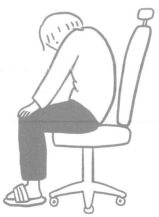

#척추건강 #등근육강화

의자에서 하는 고양이 자세

31

등의 근육을 이용해 허리를 풀어주는 동작을 해
보겠습니다. 의자 끝에 걸터앉아 주세요. 등받이
와 간격을 두고 바른 자세로 몸을 세웁니다. 두손
은 무릎 위에 가볍게 올린 후 배에 힘을 주고 등과
허리에 자극이 오게 골빈 앞으로 허리가 살짝 꺾
이도록 젖혀줍니다. 그리고 천천히 숨을 내쉬면
서 몸을 구부려 허리를 말아주세요. 10초를 버티
면서 3회 반복해 줍니다.

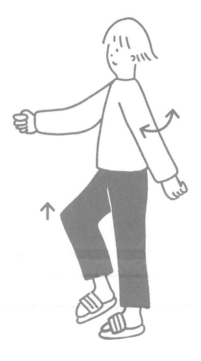

오늘의 컨디션 체크!

☐ 신남　☐ 좋음　☐ 보통　☐ 슬픔　☐ 나쁨

국민 체조: 제자리 걷기

초등학생 시절에 해본 국민 체조, 기억하시나요? 어릴 때는 너무 쉽게만 느껴졌고 대충 해도 몸이 건강하니 무심코 넘겼는데 어른이 되어 다시 해보니 생각보다 꽤 힘이 드는, 운동이 되는 체조였어요. 이번 주는 국민 체조 주간! 오늘은 제자리 걷기부터 해봅니다. 사람 없는 곳이면 어디든 좋겠죠? 양팔을 바르게 펴서 앞뒤로 움직이고, 다리도 90도로 세워 걷습니다. 군대 행진할 때 자세를 생각하면 쉬워요. 몸이 풀릴 정도로 반복해 줍니다.

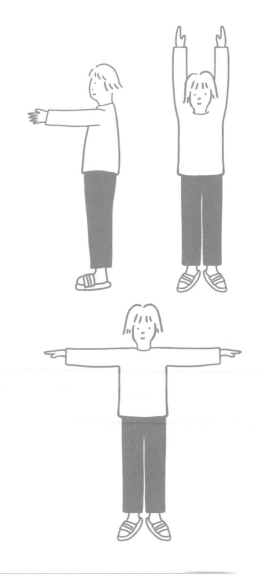

#절도있게 #호흡하며 #팔도긴장을풀게요

오늘의 컨디션 체크!

☐ 신남　☐ 좋음　☐ 보통　☐ 슬픔　☐ 나쁨

국민 체조: 숨쉬기 운동

국민 체조는 국군 도수체조의 파생형이기 때문에
어쩐지 군대식 동작이 많은 듯해요. 오늘의 숨쉬
기 운동도 그렇습니다. 양팔을 앞으로나란히 하
고 귀 뒤에 붙여 하늘을 향해 뻗으며 숨을 쉬어줍
니다. 어깨 나인에 빗춰 좌우로 뻗은 후 다시 제자
리. 이 동작을 박자에 맞춰 반복하면 됩니다. 호흡
을 제대로 가다듬는 것만으로도 운동이 되어요.

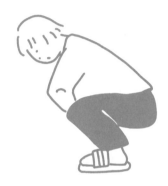

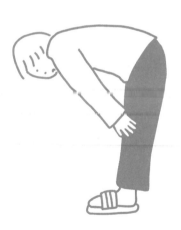

#무릎관절조심 #무릎펼때는바른자세로

오늘의 컨디션 체크!

☐ 신남   ☐ 좋음   ☐ 보통   ☐ 슬픔   ☐ 나쁨

국민 체조: 다리 운동

무릎에서 소리 나는 분들에게는 그리 추천하는
것은 아니지만, 무릎 굽혀 펴기는 전체적인 다리
근육 강화에 도움을 줍니다. 다리를 모으고 앉았
다 일어났다를 반복하는 것인데요, 앉을 때 2회,
일어날 때 무릎을 2회 펴주면 됩니다.

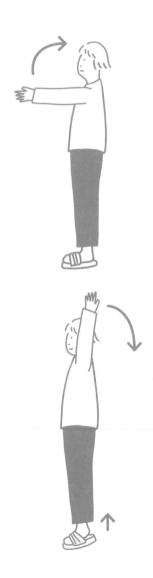

#율동같지만운동 #몸이기억하는운동

오늘의 컨디션 체크!

☐ 신남   ☐ 좋음   ☐ 보통   ☐ 슬픔   ☐ 나쁨

국민 체조: 팔 운동

국민 체조의 중요한 점은 정적인 분위기에서 가만히 스트레칭만 하지 않고, 리듬에 맞게 움직인다는 거예요. 어릴 때 들었던 BGM을 상상하거나 좋아하는 노래를 들면서 박자에 맞춰 움직입니다. 팔 운동은 양팔을 정면으로 뻗은 채 살짝 까치발을 들고 다시 내렸다가, 그 다음 도움닫기처럼 까치발을 든 채 만세 자세를 한 다음 크게 한 바퀴 돌려줍니다. 마지막엔 반대 방향으로 팔을 한 바퀴 돌려준 후 여러 번 반복합니다.

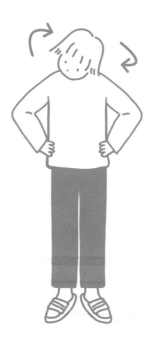

#너무빨리하면안돼요 #목에서소리가난다면조심

오늘의 컨디션 체크!

☐ 신남 ☐ 좋음 ☐ 보통 ☐ 슬픔 ☐ 나쁨

국민 체조: 목 운동

그간 목 운동을 한 것에서 조금 더 속도를 내봅니다. 양팔을 허리에 두고 목을 왼쪽 방향으로 한 바퀴 돌려주었다가 그 반동을 이용해 반대편인 오른쪽으로 한 바퀴 돌려줍니다. 천천히 해도 좋지만, 목을 적당히 풀어주는 것이 중요하니 자신만의 속도로 운동해 보세요.

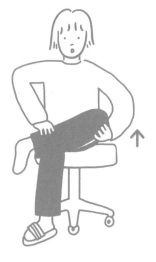

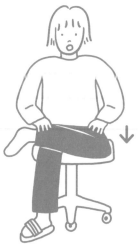

#다리부기빼기 #아랫배에힘주세요

오늘의 컨디션 체크!

다리가 팅팅 부었다면

3

오래 앉아 있다 보니 다리가 팅팅 부어서 응급처치로 종아리를 주물러보아도 부기가 가라앉지 않을 때가 있죠. 이럴 때는 오른쪽 발목을 왼쪽 무릎 위에 얹고 허리를 곧게 펴주세요. 오른손을 오른 무릎을 받치고, 왼쪽 손은 오른 발목 위에 올려주세요. 숨을 천천히 마시면서 오른쪽 무릎을 손으로 잡아당겨 들어주고, 왼쪽 손은 발목을 살포시 눌러주세요. 다시 천천히 숨을 내쉬면서 오른손으로 무릎을 지그시 눌러주세요. 3회 정도 반복 후 반대쪽도 바꿔서 부은 다리를 풀어주세요.

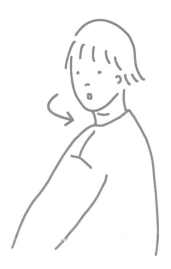

#고개돌려목운동 #쭉쭉늘려주세요

뒷통수에 눈을 180도 옮기기

고개를 왼쪽으로 돌려 최대한 끝까지 돌려 머무르는 시야 끝에 무엇이 보이는지 확인합니다. 최대한 끝까지 돌려야 하기 때문에 5초 이상 최선을 다해서 시선을 머물러봅니다. 쉽지 않으면 의자 등받이를 잡아 도움을 받아도 좋아요. 천천히 세 자리로 돌아와 숨을 고른 후 이번엔 고개를 오른쪽으로 돌려보세요. 아까 확인했던 지점이 보이시나요? 각 5초 이상 머무른 후 다시 천천히 고개를 돌려 호흡을 가다듬어 마무리합니다.

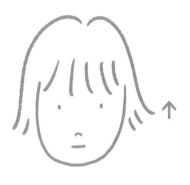

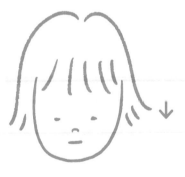

14

#눈휴식 #눈모임 #순간어지러울수있어요

눈이 피곤해요

눈은 가장 바쁘지만 바빠도 티가 안 나는 일을 하죠. 오늘은 눈에 특별히 신경 써볼게요. 눈에서 가장 가깝고도 먼 이마를 바라보세요. 눈을 깜빡이지 않고 3초간 유지하세요. 그리고 반대로 코끝을 바라보며 3초간 유지합니다. 눈동자만 움직이는 게 아니라 눈 주변의 근육까지 함께 최대한 움직여 줍니다. 장시간 모니터나 책을 봐서 피로한 눈을 쉬게 해주세요.

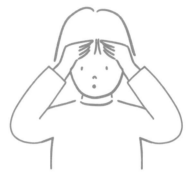

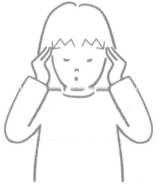

#이마근육 #두통이사라져요

한번도 건드리지 않았던
이마 근육

앞머리를 모두 위로 올린 채 이마를 양손으로 잡고 안쪽에서 바깥쪽으로 지그재그를 그리며 눌러주세요. 이때 눈썹과 눈이 세트로 위아래로 움직이면서 눈을 떴다, 감았다가 반복합니다. 이마 근육은 평소에 잘 의식하지 못하는데요. 이마 근육을 움직이면 눈꺼풀의 근육도 풀어줄 수 있습니다. 지압봉을 사용해도 좋아요.

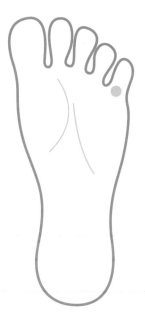

#발지압 #꾹꾹이

오늘의 컨디션 체크!

☐ 신남 ☐ 좋음 ☐ 보통 ☐ 슬픔 ☐ 나쁨

발 꾹꾹이: 오십견

어깨가 찌르르 아파온다면 발 꾹꾹이 지압을 추천해요. 새끼발가락 바로 아랫부분 오목하게 들어간 부위를 지압봉으로 눌러주세요. 지압봉이 없다면 안 쓰는 펜도 좋아요. 오십견에도 좋지만 손이 저리는 것도 방지해 주는 위치랍니다.

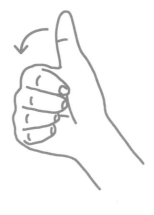

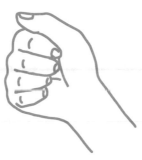

15

#엄지손가락강화 #많이당겨요

휴대폰 때문에
엄지손가락이 아프다면

휴대폰을 엄지손가락으로 자주 터치하기 때문에 엄지손가락에 통증이 생깁니다. 많이 아프지않지만 계속 불편함이 생겨요. 엄지손가락은 편 채 나머지 손가락은 주먹을 만들어주세요. '따봉' 하는 동작이 되죠? 엄지손가락을 주먹에 붙였다가 펴주세요. 천천히 근육을 자극해 엄지손가락 근육을 강화해 줍니다. 양손 모두 10회 해주세요.

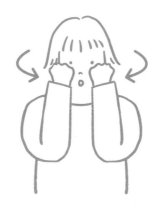

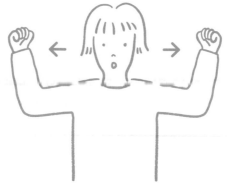

#속편한운동 #숙취해소

오늘의 컨디션 체크!

☐ 신남　☐ 좋음　☐ 보통　☐ 슬픔　☐ 나쁨

어제 회식을 했다면 가슴 펴기

어제 늦은 회식 때문에 숙취가 남아 있다면 팔을
90도로 굽혀 얼굴 앞에 놓아주세요. 숨을 들이
마시며 팔을 벌려 가슴을 펴주고 숨을 내쉬면서
팔을 모아주세요. 이렇게 가슴을 펴주면 호흡이
편해지고 가슴이 편안해집니다. 천천히 심호흡을
통해 어제 마셨던 알코올을 싹 날려버려요.

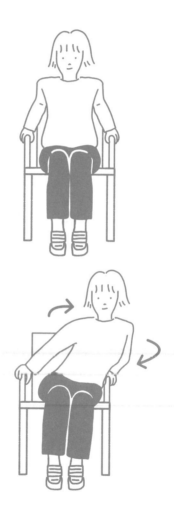

#빙글빙글 #허리강화 #중독성강함

오늘의 컨디션 체크!

☐ 신남 ☐ 좋음 ☐ 보통 ☐ 슬픔 ☐ 나쁨

밖에 나가고 싶어
상체를 빙글빙글

몸이 나른해 당장이라도 밖으로 나가고 싶지만 현실은 사무실이죠. 밖에 나갈 수 없으니 자리에 서라도 몸을 움직여야겠어요. 의자 손잡이가 있는 분은 손잡이를, 손잡이가 없다면 의자 바닥을 잡 아주세요. 잡은 후 몸통을 오른쪽으로 크게 돌려 주세요. 5회 돌린 후에 왼쪽으로 몸통을 5회 돌려 줍니다. 살짝 어지러울 수 있으니 심호흡을 할게 요. 상체를 뒤로 기대고 목을 뒤로 젖혀줍니다. 그 리고 다시 앞으로 돌아와 업무 모드로 전환해요.

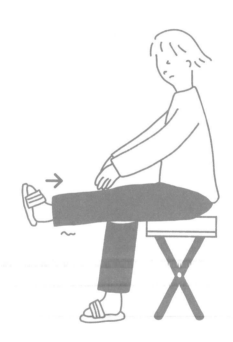

#발끝까지힘을집중해주세요

다리 피로도 풀고
길이도 늘이고

허리를 꼿꼿이 세운 채 바르게 앉아주세요. 배에 힘을 주고 왼쪽 무릎을 펴서 왼쪽 다리가 바닥과 평행이 되게 쭉 뻗어요. 발바닥을 최대한 직각으로 세웠다가 몸쪽으로 당겨주세요. 이때 급하게 동작을 하면 다리에 쥐가 날 수 있으니 조심해야 해요. 15초간 호흡하며 자세를 유지합니다. 발목을 여러 번 까딱까딱 움직여 발끝까지 혈액순환이 되게 해주세요. 반대쪽도 동일하게 3회 반복합니다.

가로로 보아주세요.

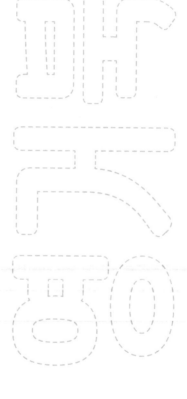

오늘의 컨디션 체크!

☐ 신남 ☐ 좋음 ☐ 보통 ☐ 슬픔 ☐ 나쁨

눈으로 이름 쓰기

눈으로 이름을 써본 적 있나요? 눈 근육을 구석구
석 사용하는 스트레칭인데요. 먼저 눈을 깜빡이
며 준비 운동을 해주세요. 그런 다음 천천히 자신
의 이름을 눈으로 써봅니다. 어렸을 적 엉덩이로
이름은 많이 써봤는데, 눈으로는 처음 써보시죠?
이름을 다 쓰고 나면 눈이 정말 시원해지는 게 느
껴집니다. 생각보다 쉽지 않아서 의외로 집중을
필요로 하는 동작이기도 해요.

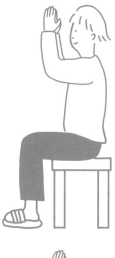

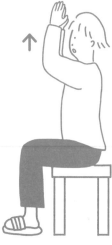

#팔뚝살슬림 #어깨근육은말랑

오늘의 컨디션 체크!

☐ 신남　　☐ 좋음　　☐ 보통　　☐ 슬픔　　☐ 나쁨

팔뚝 살도 빼고 어깨도 풀고

의자에 앉아 다리는 어깨너비만큼 벌려주세요. 양손은 합장하듯이 가지런히 모으고 팔꿈치까지 붙여준 후 천천히 천장 방향으로 뻗어주세요. 어디서 많이 보던 동작인데요? 이소라 다이어트 비디오에서 본 팔뚝 운동 같기도 해요. 이 스트레칭은 팔뚝 살을 빼는 데도 도움이 되지만 뭉친 어깨를 풀어주는 데도 효과가 있어요.

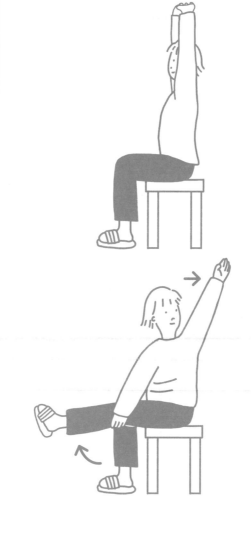

#졸음싹날리는 #전신활력

전신에 활력을 주는
등 다리 펴기

두 손을 가슴 앞에서 깍지를 껴주세요. 어깨가 따라 올라가지 않고 팔만 머리 위로 쭉 뻗어주세요. 왼손은 머리 위에 그대로 두고 오른손은 왼쪽 허벅지를 잡고 다리를 올려주세요. 그 상태로 허리를 왼쪽으로 비틀어줍니다. 시선은 왼쪽을 향합니다. 다시 제자리로 돌아와서 같은 방법으로 오른쪽 허리도 비틀어줄게요. 사무실에서 이렇게 가끔 큰 동작을 하면 몸이 환기되어 좋습니다.

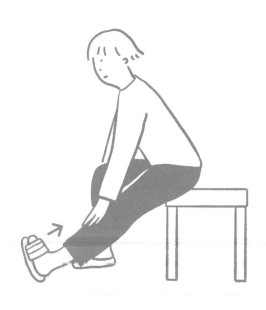

#하체부종 #다리살은빼고 #다리근육늘려줘요

살찐 게 아니라 부종이거든요

종아리를 바라보면서 항상 하체 부종이라고 말하고 다녀요. 하지만 이젠 부종이라고 둘러대는 것도 지쳤으니 노력이라도 해보기로 했습니다. 먼저 발가락과 무릎뼈가 일직선이 되도록 왼쪽 다리를 쭉 뻗어준 다음 발등을 몸쪽으로 꺾어줍니다. 허리를 곧게 편 상태에서 시선은 정면을 응시하고 가슴을 앞으로 내밀어 상체를 숙입니다. 이때 왼쪽 허벅지 뒤쪽과 종아리 뒤의 근육이 당긴다면 잘하고 있는 거예요. 손등을 허리에 대고 허리가 말리지 않도록 체크하며 아래로 숙여주세요. 양다리를 번갈아 10초씩 3회 반복합니다.

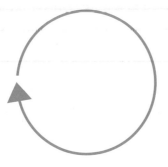

#눈동자를이리저리 #눈시원

오늘의 컨디션 체크!

☐ 신남 ☐ 좋음 ☐ 보통 ☐ 슬픔 ☐ 나쁨

눈 화장 때문에
눈 데우기 운동을 못 하는 날이라면

눈을 감고 눈동자를 ↑→↓← 끝까지 밀어낸 다음, 크게 한 바퀴 동그라미를 그려주세요. 타인이 앞에 있다면 살짝 놀랄 수 있으니, 본인 자리에서 앞에 칸막이가 있는 상태에서 하긴 추천합니다. 천천히 3회 정도 반복한다면 모니터에 집중했던 눈이 조금은 편안해질 거예요.

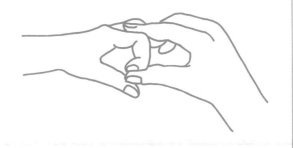

#손가락운동 #손가락강화

손가락 구부리기

손가락 관절이 약해지면 손가락의 활동 범위가 줄어듭니다. 손가락은 골절 등의 증상이 아닌 이 상 미지근하게 아픈데요. 일상생활에서 계속 신 경 쓰이기 때문에 관절을 잘 보호하는 것이 중요 해요. 손가락의 관절을 천천히 구부려 첫 번째 마 디가 세 번째 마디에 닿도록 해주세요. 엄지를 제 외한 나머지 손가락을 구부려줍니다. 약간의 통 증이 생길 수도 있으나 여러 번 하다 보면 가동범 위가 넓어져 훨씬 수월해집니다. 따뜻한 온찜질 도 자주 해주세요.

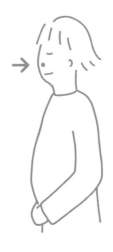

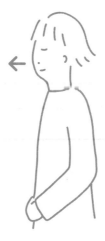

#변비에좋은 #쾌변을위해

화장실에 오래 앉아 있다면
장 체조

빨리 볼일을 끝내고 싶은데 화장실에 오래 앉아 있게 될 때가 있죠. 내 마음처럼 되지 않아 슬픕니다. 평소 장 체조를 하면 도움이 되는데요. 개구리처럼 배를 불룩하게 만들어줄게요. 숨을 천천히 들이마셔서 배를 빵빵하게 만들어줍니다. 다시 천천히 숨을 내쉬면서 배를 홀쭉하게 해줄게요. 평소 배의 근육을 사용하지 않은 분이라면 배가 많이 당길 수 있어요.

시작 →

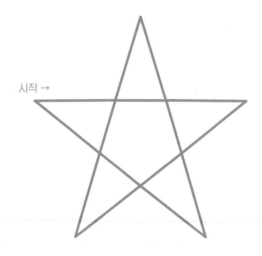

오늘의 컨디션 체크!

☐ 신남　☐ 좋음　☐ 보통　☐ 슬픔　☐ 나쁨

눈으로 별 그려요

한곳에 오래 응시하고 있으면 눈 근육이 움직일 일이 별로 없어요. 시작점을 따라 천천히 눈으로 별을 그려보세요. 눈에도 혈액순환이 필요하기 때문에 10회 정도 별을 그리며 눈의 혈관을 확장해줍니다. 왼쪽 그림이 이니더라도 손으로 별을 그리며 눈 운동을 하면 더 좋아요.

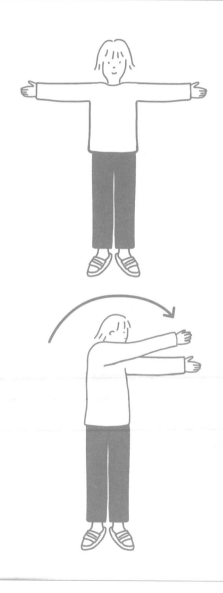

#어깨운동 #팔이굽어지면안돼요

오늘의 컨디션 체크!

☐ 신남 ☐ 좋음 ☐ 보통 ☐ 슬픔 ☐ 나쁨

어깨로 반원 그리기

어깨 관절을 움직이게 하여 부드러운 어깨를 만들어볼게요. 어깨너비로 발을 벌린 채 벽에 등을 기대주세요. 양팔을 어깨와 일직선이 되도록 올려 벽에 붙여줍니다. 왼손을 쭉 늘려 머리 위로 회전하면서 오른쪽 손바닥과 맞닿게 해주세요. 어깨가 많이 따라 올라가지 않도록 주의해 주세요. 반대 팔로도 5회씩 반복하세요.

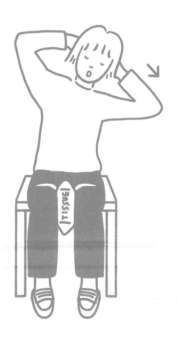

#허리강화 #허벅지슬림 #어깨통증완화

오늘의 컨디션 체크!

☐ 신남 ☐ 좋음 ☐ 보통 ☐ 슬픔 ☐ 나쁨

물티슈 하나로 허리 통증 완화

책상 위 어딘가에 있는 물티슈를 찾아주세요. 의
자에 바르게 앉아서 물티슈를 무릎 사이에 끼웁
니다. 허리를 펴고 아랫배에 힘을 주어 배꼽을 척
추 쪽으로 잡아당긴 뒤 양손을 머리 뒤에 깍지를
낍니다. 숨을 내쉬면서 몸통을 오른쪽으로 20도
틀고 아래로 숙여준 다음 올라와서 20도 더 틀고
아래로 더 숙여줍니다. 같은 동작을 좌우 3회 반
복하세요.

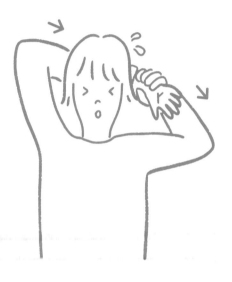

#팔을슬림하게 #어깨근육풀림은덤

축축 늘어난 저고리살 퇴치

81

양팔을 좌우로 펼치면 축 처지는 저고리살이 늘
거슬려요. 흔들어도 보고 꼬집어도 보지만 미동
도 않는 부위에 근육이라도 이완시켜 피로함을
덜어볼게요. 한쪽 팔을 머리 뒤로 구부려 손목을
반대쪽 손으로 쭉 잡아당겨 5초 동안 유지하고
반대쪽도 반복합니다.

→ SEE YOU
NEXT WEEK

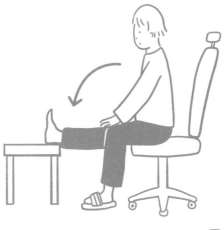

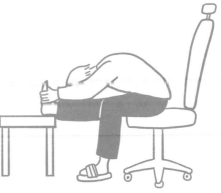

#여유의자있다면언제나가능 #다리긴장완화

오늘의 컨디션 체크!

☐ 신남　　☐ 좋음　　☐ 보통　　☐ 슬픔　　☐ 나쁨

옆 동료 의자를 가져와
햄스트링 운동을

옆자리 동료가 연차라 의자가 하나 남는다면 의자를 가져와 두 개의 의자를 마주 보게 놓아주세요. 의자에 앉아 한 발을 들어 마주 본 의자에 올려놓습니다. 호흡을 들이마시며 배부터 허벅지에 닿는다는 느낌으로 몸을 최대한 숙여주세요. 다시 제자리로 돌아와 10회 반복합니다. 발을 바꿔서 10회 반복해요.

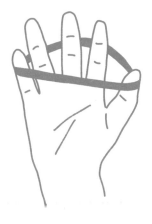

#손가락근육강화

고무줄로 손가락을 튼튼하게

책상 위에 굴러다니던 고무줄을 찾아주세요. 고무줄을 모든 손가락 두 번째 마디마다 걸어주세요. 손을 오므린 다음 천천히 고무줄이 늘어나게 손가락 근육으로 벌려줍니다. 다섯 손가락 모두에 힘이 골고루 들어가게 해주세요. 특히 네 번째 손가락에 힘이 잘 들어가지 않기 때문에 힘을 골고루 분산하는 것이 중요합니다. 빠르게 하는 동작이 아니에요. 천천히 근육의 힘을 느끼게 해줘야 효과가 좋아요.

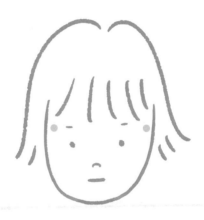

#두통완화 #신경안정

오늘의 컨디션 체크!

☐ 신남　　☐ 좋음　　☐ 보통　　☐ 슬픔　　☐ 나쁨

일은 언제 끝나나
관자놀이 지압

끝나지 않는 일에 두통이 몰려온다면 잠시 하던
일을 멈추고 눈썹 끝 관자놀이를 지그시 눌러줍
니다. 신진대사를 원활하게 해줘 눈의 피로와 편
두통, 신경 안정에도 좋은데요, 관자놀이를 눌러
주면서 바쁜 업무 중에 한숨 돌리게 되니 효과가
더 좋은 듯합니다.

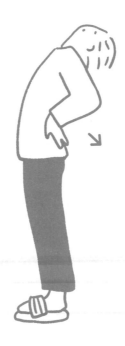

#목과허리에휴식을

오늘의 컨디션 체크!

☐ 신남　　☐ 종음　　☐ 보통　　☐ 슬픔　　☐ 나쁨

산 정상에 오른 것처럼

산 정상에 오르면 맑은 공기를 느끼는 것처럼 기지개를 펴고 허리를 뒤로 젖히는 동작을 자연스럽게 하게 되는데요, 이 동작이 허리와 거북목에도 좋다는 사실 아시나요? 양손을 허리에 대고 몸을 천천히 뒤로 섲혀 하늘을 저다본 상태에서 코로 숨을 들이쉬어 보세요. 그 자세를 5초 동안 유지하고 다시 입으로 숨을 천천히 내쉬면 됩니다. 반복할수록 효과는 더 좋아요.

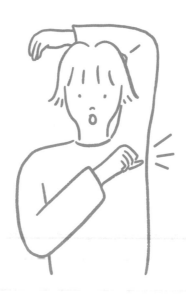

#노폐물배출 #림프절순환

몸 속 노폐물을 빼주는
겨드랑이 치기

아침마다 얼굴이 붓는데 회사에 왔는데도 그대로라면 몸의 노폐물을 빼주는 스트레칭이 필수예요. 림프 순환이 되지 않으면 림프가 운반하는 노폐물이 배출되지 못하고 계속 쌓여 부종이 생깁니다. 림프 순환을 도와주는 겨드랑이 치기를 해볼게요. 한쪽 팔을 위로 뻗어 귀에 붙여주세요. 반대쪽 손으로 노폐물을 겨드랑이로 모은다는 생각으로 겨드랑이 주변을 가볍게 쓸어주세요. 그다음 주먹으로 겨드랑이를 살살 두드려주세요. 너무 세게 치면 림프샘이 손상됩니다.

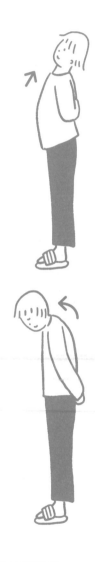

#의외로전신운동

오늘의 컨디션 체크!

☐ 신남 ☐ 좋음 ☐ 보통 ☐ 슬픔 ☐ 나쁨

국민 체조: 가슴 운동

다시 찾아온 국민 체조 주간입니다. 국민 체조는 큰 동작이 없어서 어릴 때는 이게 운동이 되나? 싶은 생각도 들었죠. 간단한 동작이지만 몸의 근육을 조금씩 강화하기에 좋은 운동입니다. 가슴 운동은 뒷짐 지고 서서 까치발을 들어 올리며 가슴팍을 하늘을 향해 펴주는 것이 핵심입니다. 이때 크게 숨을 들이쉬고 내시는 것도 중요해요. 반복하다 보면 어깨도 풀어지는 것이 느껴집니다.

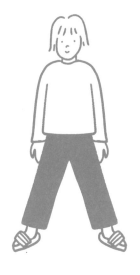

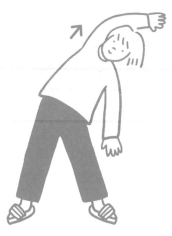

#옆사람조심 #옆구리쭈욱

오늘의 컨디션 체크!

☐ 신남   ☐ 좋음   ☐ 보통   ☐ 슬픔   ☐ 나쁨

국민 체조: 옆구리 운동

팔을 쭉 뻗어야 하기 때문에 나름의 공간 확보가 필요한 체조입니다. 다리를 어깨너비로 벌리고 서서 왼팔을 오른쪽방향으로 크게 원을 그리듯 뻗어주세요. 오른팔은 자연스럽게 땅을 향해 뻗게 됩니다. 옆구리가 있는 힘껏 당겨지는 기분이 들면 잘 된 자세예요. 반대쪽도 똑같이 반복해 줍니다.

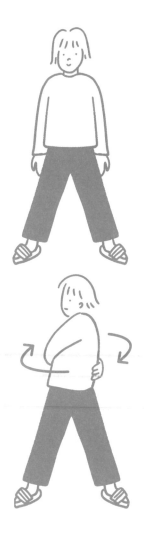

#허리시원해요

국민 체조: 몸통 운동

약수터나 놀이터에 가면 몸통 돌려주는 운동 기구가 종종 눈에 띕니다. 그런 기구를 실내에 들여놓는 건 어려우니, 맨몸 운동을 착실하게 해봅시다. 다리를 어깨너비로 벌리고 선 다음, 다리는 정면을 향해 있지만 내 몸은 운동 기구에 돌리서는 것처럼 최대한 뒤를 돌아봅니다. 이때 팔을 이용해 '휙' 하는 기분으로 돌면 허리가 잘 당겨지는 효과가 있어요. 좌우로 돌리고 정면을 보며 한 번 쉬고, 다시 좌우로 돌리면서 반복해 줍니다.

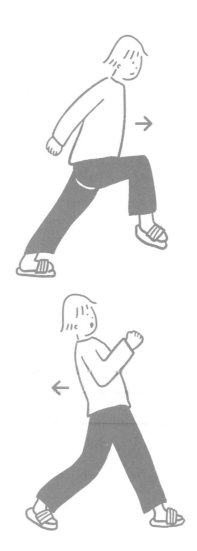

#리듬감살려서

오늘의 컨디션 체크!

☐ 신남　☐ 좋음　☐ 보통　☐ 슬픔　☐ 나쁨

국민 체조: 온몸 운동

혹자는 밭 매는 것 같다고도 하는데 일명 '노 젓기' 포즈인 온몸 운동입니다. 배를 탄 것은 아니지만 배를 타서 힘껏 노를 젓는 것처럼 움직여 봅시다. 왼쪽 방향으로 4회, 오른쪽 방향으로 4회 실시하고 반복해 줍니다. 무릎을 살짝 굽혀 동작을 크게 하면 더 효과가 좋아요.

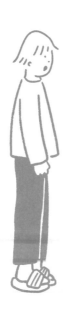
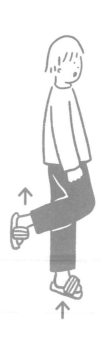

#전신이완 #숨고르기필수

국민 체조: 다리 운동

01

차렷 자세로 선 다음, 제자리에서 콩콩 뛰는 뜀뛰기 운동입니다. 왼쪽 발, 오른쪽 발을 번갈아 털어줍니다. 국민 체조에서는 마지막 단계이지만, 이 운동만 할 때는 횟수를 늘려주어도 좋습니다. 지난 무릎이 좋지 않은 경우라면 미리 무릎을 돌려주며 근육이 놀라지 않게 풀어주세요. 적당한 뜀뛰기를 했다면 숨쉬기 운동으로 마무리해 주는 것도 좋습니다.

SEE YOU
NEXT WEEK

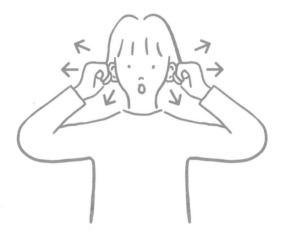

#귀풀기 #세게하면아파요

쭉쭉 당기는 귀풀기

3

귀는 모든 장기와 기관들이 반응하는 혈점이 모여 있는 곳이에요. 근육을 풀어주면 체내 대사 활동에 도움이 돼요. 귀를 위, 양옆, 아래로 10회 잡아당겨 주세요. 너무 꼬집으면 안 돼요. 가벼운 통증이 느껴지지만, 머리가 맑아지는 기분이 듭니다. 손바닥에 귀를 대고 위아래로 흔들어 풀어주면서 마무리하세요.

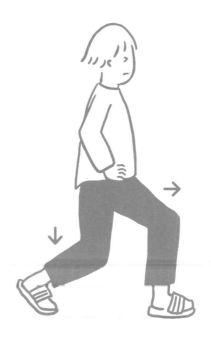

#하체단련 #런지자세

오늘의 컨디션 체크!

☐ 신남　☐ 좋음　☐ 보통　☐ 슬픔　☐ 나쁨

다리 힘으로 오래 살기

튼실한 하체를 가지고 있어도, 이게 다 근육은 아니라는 사실에 조금 슬퍼져요. 이 하체를 살에서 튼튼한 근육으로 변신시켜보겠습니다. 허리는 바르게 세운 후 한쪽 발을 앞으로 내밀고, 반대쪽 발은 뒤로 보내주세요. 이제 엉덩이를 밑으로 내려줄게요. 앞으로 내민 다리는 90도로 만들고, 뒤로 보낸 다리는 무릎이 바닥에 닿을 듯하게 내려갑니다. 천천히 위로 올라와 양쪽 10회씩 반복합니다. 무릎이 안쪽으로 말리지 않도록 주의하세요.

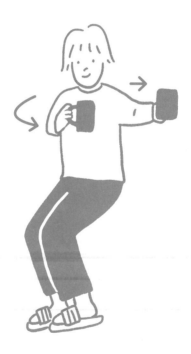

#머그잔스쿼트 #벌받는거아님

오늘의 컨디션 체크!

☐ 신남 ☐ 좋음 ☐ 보통 ☐ 슬픔 ☐ 나쁨

군살 정리되는
머그잔 스트레칭

일어서서 다리를 어깨너비만큼 벌려주고 머그잔
두 개를 잡아주세요. 스쿼트 자세처럼 무릎을 살
짝 구부린 후 앉은 팔을 앞으로 올립니다. 머그잔
의 간격은 서로 15cm를 유지하면서 밥통을 왼쪽
으로 최대한 회전시켜요. 이때 배에 힘을 주고 머
그잔 간격은 유지한 채 오른쪽으로 몸을 틀어줍
니다. 군살 제거에도 좋고 힙업 효과도 있으니 다
이어터에겐 필수 스트레칭이에요. 양방향 10회
반복해 주세요.

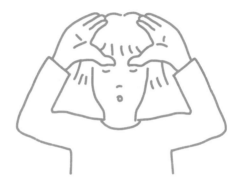

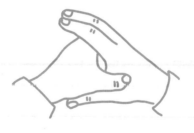

#두통방지 #손지압

오늘의 컨디션 체크!

☐ 신남　☐ 좋음　☐ 보통　☐ 슬픔　☐ 나쁨

할 일이 많아 급성 두통이 올 때

오늘따라 할 일이 유난히 밀려들고, 그런데 무엇 하나 제대로 끝나는 건 없고… 갑자기 뒷골이 당깁니다. 그럴 때 가만히 눈을 감고 엄지로 눈두덩이와 눈썹 부근을 살짝 자극하면서 문지르며 나쁜 생각을 밀어내 봅시다. 그밖에 손의 엄지와 검지 사이를 살살 눌러줘도 두통이 해소돼요.

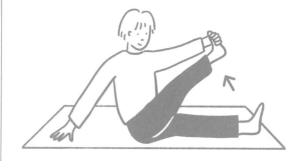

오늘의 컨디션 체크!

☐ 신남　☐ 좋음　☐ 보통　☐ 슬픔　☐ 나쁨

여유로운 날에는
집.에.서 스트레칭

일하면서, 공부하면서 짬짬이 스트레칭 했다면 여유로운 날에는 각 잡고 스트레칭을 해봅시다. 연차도 좋고, 반차도 좋습니다. 그동안 스트레칭 했던 것을 바닥에 앉아서, 의자에 앉아서 TV를 보며 해도 좋고, 요가나 스트레칭 유튜버의 영상을 보며 따라 해도 좋을 것 같습니다. 오래 앉아 있었으니 다리가 많이 부어서 시간을 들여 풀어줘야 해요. 가장 효과 좋은 자세는 다리를 쭉 뻗고 팔로 잡아주어 근육을 펴주는 동작입니다. 여러 번 반복하면 근육이 말랑말랑해지는 기분이 들어요.

SEE YOU
NEXT WEEK

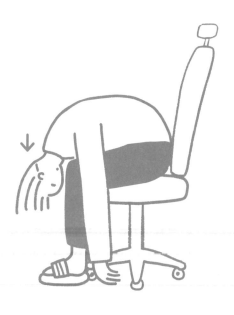

#긴장풀기 #아기자세

오늘의 컨디션 체크!

☐ 신남   ☐ 좋음   ☐ 보통   ☐ 슬픔   ☐ 나쁨

긴장을 풀어주는 아기 자세

회의가 있는 날은 아침부터 유난히 긴장됩니다.
몸을 움직여 긴장을 풀어줄게요. 의자 가장 안쪽
으로 엉덩이를 붙여 앉습니다. 상체를 천천히 숙
여 허벅지에 닿도록 합니다. 팔은 편안히 옆으로
떨어뜨립니다. 몸의 힘을 빼고 축 늘어서 있는 상
태로 만들어주세요. 천천히 심호흡하며 긴장된
몸과 마음을 이완합니다.

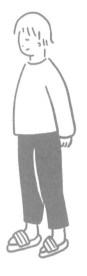

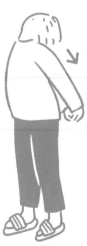

#호흡은천천히 #마음안정

후배가 도대체 내 말을
못 알아 들을 때 가슴 펴기

서로 의사소통이 안 되어 답답할 때가 있어요. 가슴이 답답해 뭐라도 하고 싶을 때 가슴 펴는 스트레칭을 해줄게요. 편안하게 선 상태에서 양손을 등 뒤로 해서 깍지를 낍니다. 숨을 크게 들이마시면서 고개를 뒤로 젖히고 팔을 쭉 뻗어 가슴을 편 다음 천천히 숨을 내뱉어 주세요. 3회 정도 반복해 줍니다.

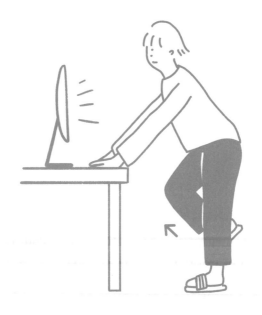

무릎 연골은 소중해

일어선 채로 책상에 두 손을 짚고 등이 굽어지지 않도록 30도 정도 숙여주세요. 한쪽 다리를 들어 올리는데, 무릎을 90도로 굽히고 허벅지의 힘을 이용해서 올려줍니다. 허벅지 안쪽 근육을 강화하여 무릎 동통을 감소시키는 이 운동의 포인트는 무릎을 고정한 채 엉덩이와 허벅지를 연결하는 고관절만 접으면서 다리를 올리는 것이에요. 양쪽 10회 반복합니다.

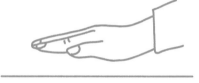

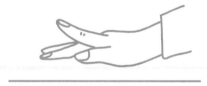

#손가락으쌰으쌰 #손가락쭉펴주세요

오늘의 컨디션 체크!

☐ 신남　☐ 좋음　☐ 보통　☐ 슬픔　☐ 나쁨

섬세한 손가락
하나씩 들어 올리기

손은 섬세한 움직임을 하므로 손끝까지 스트레칭을 자주 해주는 것이 좋습니다. 손가락 하나만 불편해도 생활에 지장이 많아요. 손가락 관절은 치료도 쉽지 않으니 틈틈이 손가락 운동을 해주세요. 책상에 손가락을 대고 검지부터 하나씩 바닥에서 들어 올렸다 내려주세요. 최대한 천천히 손가락 끝까지 집중하며 들어 올리고 내려주기를 반복합니다. 양손 모두 10회 해주세요.

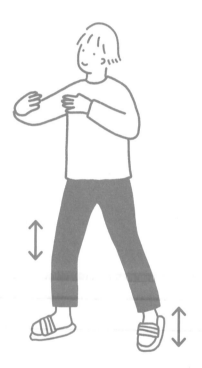

#하체근육단련 #관절강화

오늘의 컨디션 체크!

☐ 신남　☐ 좋음　☐ 보통　☐ 슬픔　☐ 나쁨

항아리를 안아주듯

허리를 반듯이 편 상태로 다리를 어깨너비보다 조금 넓게 벌려주세요. 이때 괄약근에 힘을 주면서 엉덩이가 뒤로 빠지지 않도록 조심합니다. 두 팔을 항아리를 감싸듯 자세를 취한 채 까치발을 들거나 무릎을 조금씩 더 굽혀주세요. 10초씩 5회 반복합니다. 이 자세는 하체 근육을 집중적으로 단련하는 방법으로 뼈와 관절의 부담을 덜어주는 데 효과가 있어요.

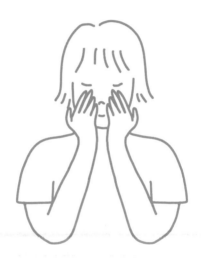

#얼굴마사지 #광대축소

손바닥으로 광대 가리기

거울을 보니 문득 광대가 도드라져 보여 얼굴을 유심히 살펴볼 때가 있죠. 보기 싫다고 해서 방치하면 무관심 속에 점점 덧나는 게 순리이듯 손바닥으로 쓰다듬어주세요. 손바닥으로 광대를 가리고 옆에서 섬섬 얼굴 바깥쪽으로 쓰다듬어요. 이때 마음속으로 '들어가라. 들어가라.' 주문을 외우면서 힘을 적당히 주고 꾹꾹 눌러주는 게 포인트예요.

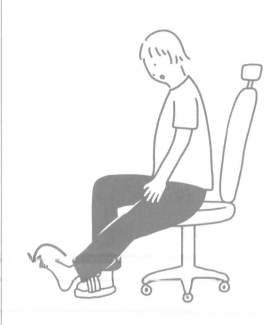

발끝까지 신경 써요
발가락 잼잼

오래 앉아 있다 보면 발가락까지 혈액순환이 잘 안 되는 경우가 있어요. 의자 끝에 걸터앉아 한쪽 다리를 쭉 뻗어주세요. 엄지발가락부터 새끼발가락까지 민체를 구부립니다. 양쪽 나 10회 이상 반복하는데요. 정말 간단한 운동이니 횟수에 상관없이 생각날 때마다 해주는 게 가장 좋겠죠?

시작

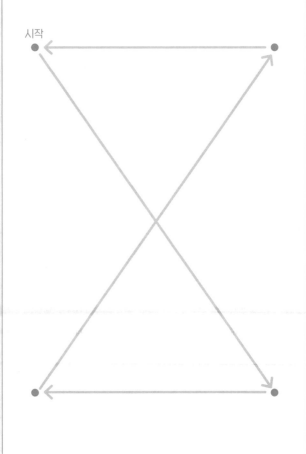

#눈으로집중력향상까지

오늘의 컨디션 체크!

☐ 신남 ☐ 좋음 ☐ 보통 ☐ 슬픔 ☐ 나쁨

모래시계로 눈 운동을

눈을 움직여 건조한 눈에 촉촉함을 줄게요. 시작점을 따라 눈의 시선을 움직여 주세요. 급하게 움직이면 스트레칭이 되지 않으니 최대한 천천히 눈동자를 이동하는 게 중요해요. 오늘도 촉촉한 눈을 위해 따라 해주세요.

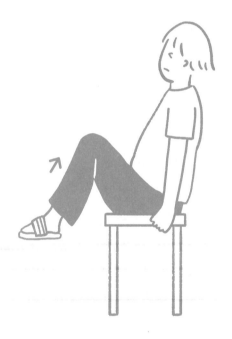

#사무실에서복근운동 #코어강화

윗몸일으키기 대신
다리 일으키기

의자에 장시간 앉아 있으면 허리 근육이 점점 약
해집니다. 복부와 허리 근육을 강화하는 운동을
해볼게요. 의자 끝에 걸터앉아서 의자 바닥 쪽을
양손으로 집어주세요. 상체를 꼿꼿이 세운 다음
가지런히 모은 다리를 아랫배에 힘을 주며 최대
한 높이 들었다 내립니다. 등이 의자 등받이에서
떨어져야 효과가 커요. 아랫배에 힘이 들어가는
것을 느끼며 10회 반복합니다.

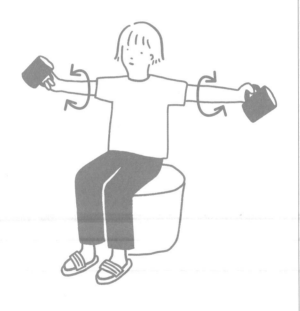

23

#머그잔스트레칭 #팔운동 #등운동

오늘의 컨디션 체크!

☐ 신남 ☐ 좋음 ☐ 보통 ☐ 슬픔 ☐ 나쁨

머그잔 좌우 스트레칭

사무실이라면 필수품인 머그잔 두 개로 굽은 등을 펼 수 있어요. 머그잔을 하나씩 잡고 양팔을 좌우 수평으로 벌려주세요. 한쪽은 앞으로 한쪽은 뒤로 서로 방향을 교차해 팔을 쥐어짜듯이 돌리면서 등에 자극을 주어 10회 반복할게요. 이때 고개도 좌우 머그잔을 보면서 돌려주면 움직임이 더욱 수월합니다. 아, 물론 내용물이 없는 빈 머그잔으로 해야 하는 거 아시죠?

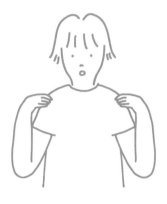

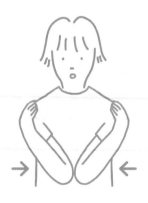

만병통치약
팔꿈치 손뼉치기

손뼉치기는 만병통치약이라고 하는데요. 꼭 손이 아니어도 다른 부위로도 손뼉을 치면 도움이 됩니다. 보통 발가락 손뼉치기가 흔한데, 책상에서는 쉽지 않으니 팔꿈치로 손뼉을 쳐보겠습니다. 먼저 양손을 어깨에 올려주세요. 어깨에 손을 붙인 후 팔꿈치끼리 맞닿게 부딪힙니다. 10회 반복해 주세요. 그러다 보면 뻐근한 어깨와 손의 안 쓰는 근육까지 스트레칭을 할 수 있어요.

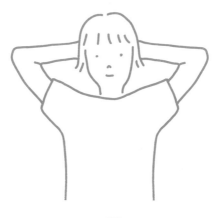

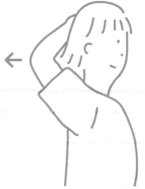

#자세요정 #어깨근육풀기

쾌남 자세이지만
알고 보면 스트레칭

남자 연예인들이 매력을 뽐낼 때 양팔을 머리 뒤로
감싸고 흐뭇해 보이는 미소를 짓는 것을 본 적이
있어요. 멋진 포즈로만 보였는데 알고 보면 스트
레칭이 기능하다는 것 알고 계시나요? 양팔을 까
지 껴서 뒤통수에 붙이고(여기까지는 모델 포즈)
그 상태에서 팔을 밀면서 어깨를 젖혀보세요. 어
깨가 말랑해지는 스트레칭 효과를 볼 수 있어요.

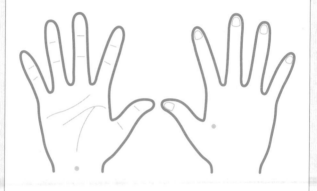

오늘의 컨디션 체크!

☐ 신남 ☐ 좋음 ☐ 보통 ☐ 슬픔 ☐ 나쁨

폭식 방지 지압

사방에서 나한테 뭐라고 하는 것만 같고 스트레스가 몰려와 정신 건강이 피폐해지는, 유독 그런 날이 있죠. 이럴 때 저녁에 치킨 가게 전화번호를 누르지 말고 가만히 손을 지압해 봅시다. 손등이 보이게 손을 펼쳐서 엄지와 검지 사이의 늘어진 부분을 꾹 눌러줍니다. 손바닥 아래, 손목 시작되기 직전 부근의 가운데 부분도 눌러주면 좋아요. 스트레스를 가라앉히는 데 도움이 됩니다.

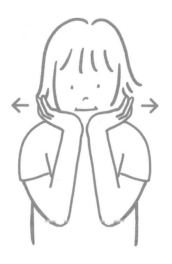

#셀프리프팅 #잠깰때좋아요

중력을 거스르는 꽃망울

중력의 힘을 계속해서 받는 얼굴 피부를 거슬러 올려주세요. 손바닥으로 꽃받침을 해서 손바닥의 끝으로 턱부터 입을 지나 눈 아래까지 문질러 줬다가 방향을 틀어 바깥 방향으로 관자놀이까지 마사지해요. (-_-) 이 표정이 (－__－) 표정이 되노록 팽팽하게 당겨주세요. 항상 긴장된 얼굴 근육을 편하게 만들어줍니다.

#오늘은성공 #뭐가보이나요 #★

숨겨진 그림 찾기 2

매직아이는 보는 사람에 따라 한 번에 잘 보이기도, 아무리 해도 요령을 터득하지 못해 결국 못 보는 경우도 있어요. 게다가 눈에 피로를 주는 그림같이 생겨 눈에 안 좋을 것 같아 피하기도 하는데요. 의외로 시력 향상에 도움이 되니 오늘은 꼭 성공하길 바랄게요!

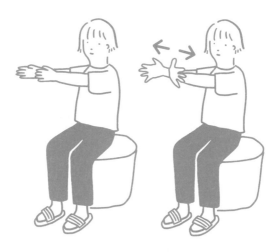

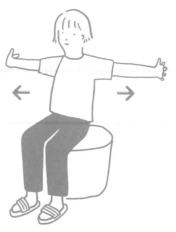

#호흡도시원하게 #동작도시원하게

오늘의 컨디션 체크!

☐ 신남　☐ 좋음　☐ 보통　☐ 슬픔　☐ 나쁨

답답한 마음이 들면

손등이 바깥으로 향한 채로 두 손을 앞으로 쭉 뻗어주세요. 손목을 꺾어 보리보리쌀의 보리 자세를 취해주세요. 숨을 들이마시면서 양 옆으로 팔을 밀어냅니다. 잠시 멈추다가 숨을 내쉬면서 천천히 오므립니다. 10회 반복해 주세요. 답답한 마음이 조금은 사라집니다.

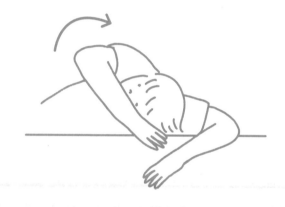

오늘의 컨디션 체크!

☐ 신남　　☐ 종음　　☐ 보통　　☐ 슬픔　　☐ 나쁨

책상에서 헤엄치기

회사라면 살짝 눈치가 보이겠지만 내 몸이 우선입
니다. 일단 책상에 엎드려주세요. 학창 시절 수업
시간에 선생님의 눈을 피해 잠을 잤던 것처럼 잠
시 아주 편하게 있어 볼게요. 한쪽 팔꿈치를 위로
는어 마치 체험하는 기세를 취해요. 이께 뒤쪽 근
육 스트레칭과 동시에 등 근육도 이완되는 효과
가 있습니다. 반대편 팔꿈치도 똑같이 반복해 주
세요.

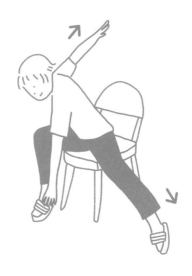

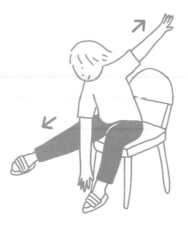

#뜻밖의유산소 #숨이차요

책상 위 스케이터

47

책상 앞에만 앉아 있으니 활동량이 너무 줄어들
었어요. 오늘은 오랜만에 움직임이 큰 동작을 해
볼게요. 의자에 앉아 오른쪽 무릎을 굽혀 바깥으
로 향하게 한 후 의자 끝에 걸터앉아 왼쪽 다리는
빈대 방향으로 뻗어줍니다. 왼쪽 손을 오른쪽 빈
목에 대며 상체를 앞으로 기울여 주세요. 동시에
오른팔은 몸 뒤쪽으로 뻗어주세요. 신속하게 팔
과 다리를 바꿔 반대쪽 몸도 동작을 유지해 주세
요. 빠르게 동작하며 10회 반복합니다.

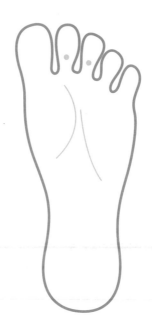

#발가락지압 #지압봉을이용해요

오늘의 컨디션 체크!

☐ 신남　☐ 좋음　☐ 보통　☐ 슬픔　☐ 나쁨

발 꾹꾹이: 눈이 피로할 때

눈이 자주 충혈되는 건 현대인에게 너무나 흔한 증상이라 무심코 넘기기 쉽죠. 하지만 눈 건강에 소홀했다간 나중에 각종 질환에 걸릴 수도 있으니 미리미리 건강을 챙겨요. 두 번째, 세 번째 발가락 부분을 충분히 눌러주세요. 눈 건강에 효과가 좋습니다.

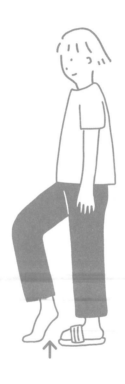

#끊이지않는아이고소리 #다리쥐조심

부은 발에 잠시 휴식을

책상 앞에 앉아만 있다가 오늘은 이리저리 사무실을 휘젓고 다녔어요. 너무 오래 서 있었더니 다리가 팅팅 부어옵니다. 서 있는 자세에서 한쪽 발을 꺾어 뒤꿈치를 들어줄게요. 발등은 점점 밀어주면서 발등과 발바닥을 시원하게 풀어줍니다. 정말 시원한 자세인데요. 부종이 심할 경우 쥐가 날 수 있으니 사전에 다리를 살짝 주물러주고 동작을 하면 좋습니다.

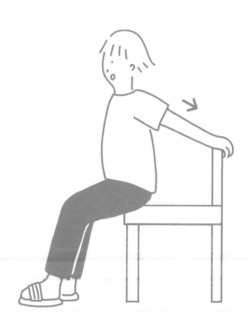

#기지개 #몸을가볍게털어주세요

오늘의 컨디션 체크!

☐ 신남   ☐ 좋음   ☐ 보통   ☐ 슬픔   ☐ 나쁨

졸리고 또 졸려요

점심 먹고 2시까지는 졸린 게 직장인의 공식이라지만, 배부르게 점심을 먹은 날은 유독 식곤증에 시달립니다. 시원하게 어깨를 풀어주는 것만으로도 몸이 풀려요. 의자 끝에 걸터앉아 팔을 뒤로 보내 등받이를 잡아줍니다. 아랫배에 힘을 주고 어깨를 활짝 열어주세요. 천천히 심호흡하며 바른 자세로 돌아옵니다. 오늘은 손과 발도 가볍게 털어줄게요. 손과 발끝까지 에너지가 전달되어 오후 업무도 무사히 마칠 수 있을 것 같아요.

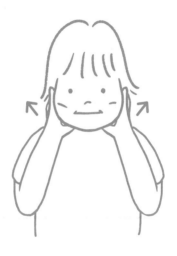

2

#아무도없다면소리도내요 #얼굴마사지

오늘의 컨디션 체크!

☐ 신남 ☐ 좋음 ☐ 보통 ☐ 슬픔 ☐ 나쁨

책상의 중심에서 야호를 외치다

종일 무표정으로 일만 했더니 얼굴이 굳어졌어
요. 얼굴 좀 풀 겸 손을 모아 '야호' 소리치는 자세
를 취해주세요. 검지 측면의 힘을 이용해 광대를
누르며 귀자놀이까지 팽팽하게 미시지혜 주세요.
광대가 아주 미세하게 줄어들고 있다고 믿으며
역시 눈과 입의 길이가 두 배로 길어질 정도로 최
선을 다해보세요.

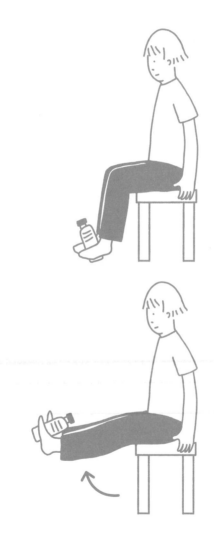

#의자운동 #햄스트링

오늘의 컨디션 체크!

□ 신남 □ 좋음 □ 보통 □ 슬픔 □ 나쁨

레벨업된 책벅지

허벅지 안쪽 근육을 강화하는 운동을 하겠습니다. 의자에 바르게 앉아주세요. 발목 사이에 생수병이나 두루마리 휴지, 물티슈같이 눈에 보이는 물건을 올려 놓습니다. 발등 위에 가로로 놓아도 좋고, 빌 사이에 끼도 좋습니다. 그 상태로 무릎을 굽혔다 펴줍니다. 10회 정도 해주세요.

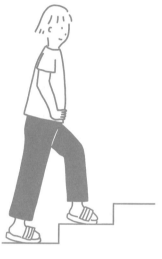

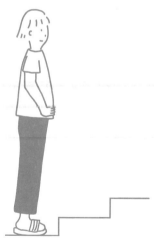

#다리근육강화 #계단운동

오늘의 컨디션 체크!

☐ 신남   ☐ 좋음   ☐ 보통   ☐ 슬픔   ☐ 나쁨

계단 오를 듯 말 듯

쉬는 시간, 다리 근육을 좀 더 강화해 볼까요? 계
단이 있는 곳이라면 어디든 좋습니다. 바르게 서
서 허리에 손을 짚고 한쪽 발을 계단 위에 올렸다
가 내리는 동작을 해봅니다. 마치 계단을 올라가
려다가 다시 내려가는 모습인데요. 천천히 10회
정도 하면 운동하는 듯한 효과가 있어요. 마지막
에는 무릎을 짚고 종아리와 허벅지까지 쭉 펴주
면서 다리를 풀어줍니다.

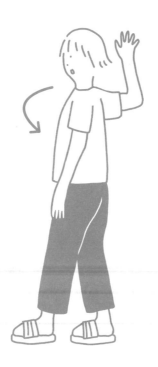

#라운드숄더교정 #일자어깨를향해

오늘의 컨디션 체크!

☐ 신남　☐ 좋음　☐ 보통　☐ 슬픔　☐ 나쁨

박력 있게 벽 서기

라운드 숄더나 어깨 통증이 있는 분들에게 좋은
동작이에요. 팔을 90도로 꺾은 뒤 벽에 손바닥부
터 팔꿈치까지 붙여주세요. 발은 수직으로 어깨
너비만큼 벌린 다음 몸을 바깥쪽으로 살짝 회전
해 주세요. 어깨와 등에 자극이 오는 게 느껴집니
다. 30초간 유지하고 반대편도 똑같이 해주세요.
아랫배 힘과 바른 자세는 필수!

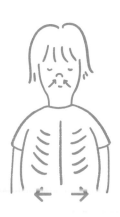
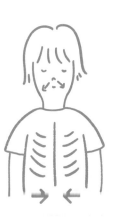

#제대로호흡해주면 #다이어트효과

한숨 대신 긴-숨

일하다 보면 가끔 한숨이 나올 때가 있어요. 한숨 쉬면 복이 날아간다고는 하지만, 저절로 나오는 한숨을 막을 수는 없습니다. 이럴 때는 자세를 가다듬고 시선은 정면을 향한 채, 코로 숨을 들이마시며 갈비뼈를 확장하세요. 숨이 가슴 가득 채워지면 천천히 코로 숨을 천천히 뱉으면서 갈비뼈를 조여갑니다. 두세 번 반복하면 어지러운 머리가 정리되고, 상체가 날씬해지는 효과도 있으니 한숨 대신에 천천히 긴 숨을 내뱉어 보세요.

① ③

② ④

#동공에힘주기 #눈근육강화 #시력향상

오늘의 컨디션 체크!

☐ 신남　☐ 좋음　☐ 보통　☐ 슬픔　☐ 나쁨

눈 초점을 또렷이

시야가 흐려지고 일에 집중이 잘 안 될 때, 눈의
피로를 풀고 초점을 맞춰주는 스트레칭을 해볼게
요. 천천히 ①번부터 ④번까지 선을 따라 이동합
니다. 최대한 눈 근육 움직임에 집중합니다. 이런
눈 스트레칭은 속눈법에도 효과가 좋으니 색을
좋아한다면 꼭 눈 운동을 해주세요.

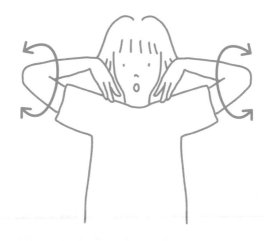

#등근육강화 #자세교정

체했다면 등 풀기

점심시간에 불편한 사람과 식사해 체했다면 등을
풀어주세요. 등 근육을 풀어주면 복부의 긴장이
사라지고 소화에 도움이 됩니다. 손을 어깨 위에
올리고 팔꿈치로 원을 그리듯 최대한 크게 회전
해주세요. 10회 해주고 반대로 뒤에서 앞으로도
팔을 돌려주세요. 자세 교정에도 도움이 되니 틈
틈이 해주세요.

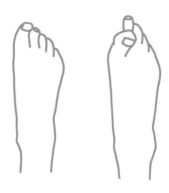

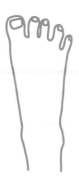

#발가락스트레칭 #발가락쭈욱쭈욱

오늘의 컨디션 체크!

☐ 신남 ☐ 좋음 ☐ 보통 ☐ 슬픔 ☐ 나쁨

발가락 가위바위보

발가락은 우리 몸에서 매일 열일하는데 가장 소홀하게 대하고 있죠. 발가락이 피로하고 아프게 되면 몸의 균형도 무너집니다. 발가락으로 가위바위보를 해주면 발 전체에 피로가 금방 풀리게 돼요. 스트레칭을 하다보면 발가락만 움직여야 하는데 입이 저절로 오므라들죠. 입은 편하게 풀어주고 발가락만 스트레칭 해주세요.

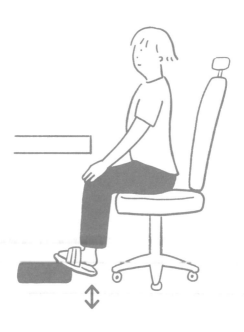

#다리떨기 #하체혈액순환

오늘의 컨디션 체크!

☐ 신남 ☐ 좋음 ☐ 보통 ☐ 슬픔 ☐ 나쁨

티 안 나는 스트레칭

아무리 작은 동작으로 해도 티가 나는 것이 쑥스
러울 땐 이 동작을 참고하세요. 발아래에 높이
10cm 정도의 발판을 마련해요. 발끝만 살짝 걸친
후 뒤꿈치를 위아래로 움직여 줍니다. 만약 발판
이 없으면 까치발로 살짝 뒤꿈치만 들어주세요.
이 스트레칭은 약간 속도가 나면 다리를 떨고 있
을 수도 있으니 조금 천천히 하길 추천해요. 허벅
지도 함께 떨리게 되는데요. 허벅지 살이 함께 빠
졌으면 하는 희망을 담아봅니다.

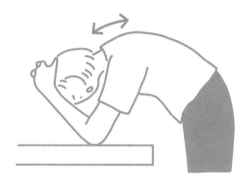

오늘의 컨디션 체크!

☐ 신남   ☐ 좋음   ☐ 보통   ☐ 슬픔   ☐ 나쁨

위축된 승모근을 펴자

스트레스가 하루하루 쌓이면 어깨가 위축됩니다. 그러면 자연스럽게 승모근과 견갑거근이 긴장되어 근육이 짧아지고 목이 짧아 보이고, 어깨가 쳐져서 더 위축되어 보여요. 이럴 때 두 손으로 머리를 감싸 쉬고 괴로워하는 것도 삼시, 그 자세 그대로 책상에 팔꿈치를 대고 머리를 당겨보세요. 뒷목부터 쭉쭉 펴지며 시원함을 느낄 수 있습니다.

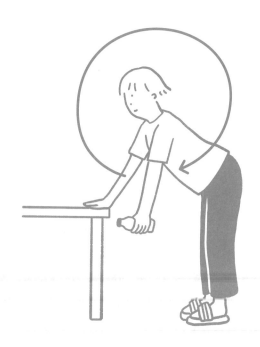

#어깨근육풀기

오늘의 컨디션 체크!

☐ 신남　☐ 좋음　☐ 보통　☐ 슬픔　☐ 나쁨

아령 필요 없는
시계추 운동

똑바로 선 자세에서 책상에 오른팔로 몸을 지지
해 주세요. 무릎은 책상 높이에 따라 편안하게 구
부리거나 펴주세요. 왼팔로는 가벼운 생수병을
하나 들어서 뚜껑 빼고 시계 방향으로 원을 그립습
니다. 한 방향에 15회씩 팔의 방향을 바꿔서 해주
면 뭉친 어깨 근육이 풀립니다. 몸의 컨디션을 보
면서 무리하지 말고 조금씩 횟수를 늘려주세요.

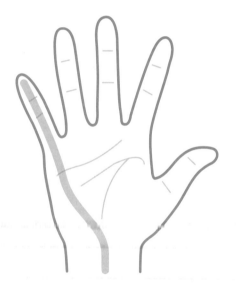

#쾌변을위해 #손가락꾹꾹

오늘의 컨디션 체크!

☐ 신남   ☐ 좋음   ☐ 보통   ☐ 슬픔   ☐ 나쁨

변비 비켜!

오래 앉아 있다 보면 변비는 더 이상 남 얘기가 아니죠. 손바닥을 펼쳐서 새끼손가락 아래로 내려와 손목이 시작되기 전 중간 지점 부근을 4~5분 정도 주물러줍니다. 변비에 좋은 지압점으로 하루아침에 고쳐질 수는 없어도 내 뱃속을 원활하게 만들어주는 데 도움이 될 거예요.

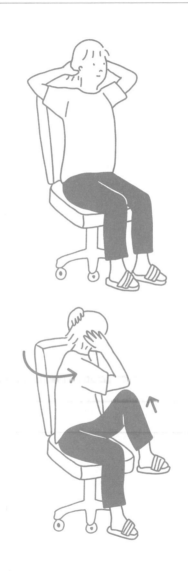

#책상복근왕 #코어근육강화

헬스 끊어봤자 안(못) 갈 것 같다면
의자에서 복근 운동

의자에 앉아 양팔은 가볍게 몸통에 붙여줍니다. 복근을 조이고 상체를 바르게 세우면 준비 자세 완료. 대각선으로 팔과 다리가 교차해 만날 건데 요. 상체를 숙이는 동시에 무릎을 올리면 서에요. 왼쪽 팔꿈치가 오른쪽 무릎에 닿고, 오른쪽 팔꿈 치가 왼쪽 무릎에 닿는 동작을 반복합니다. 양쪽 20회 반복해요. 사무실에서 만든 뜻밖의 복근, 기 대합니다.

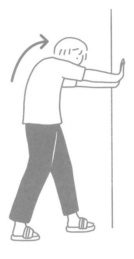

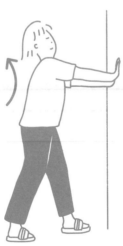

#허리운동 #어깨에힘빼요

벽에서 허리 동그랗게 말기

벽에 팔 쫙 편채로 손바닥으로 짚고 서주세요. 한
쪽 발을 앞으로 보내 편안하게 지지해 주세요. 어
깨에 힘이 들어가지 않고 손바닥 힘으로 벽을 밀
면서 등 척추를 동그랗게 말아줍니다. 척추 사이
사이가 밀려서게 해주세요. 그런 다음 원래 자세
로 돌아오면서 가슴을 천장으로 향하게 당겨주세
요. 허리가 정말 시원할 거예요.

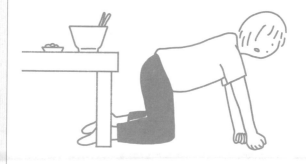

#손목운동 #주먹까지힘이골고루 #주먹왕

손목이 시리다면
주먹으로 바닥 짚기

오늘은 스트레칭이 아닌 습관을 소개합니다. 손
목이 시큰거리는 이들에게는 꿀팁이에요. 바닥
짚을 때 손바닥이 아닌 주먹으로 바닥을 짚어주
는 거예요. 손목과 미닥이 쉽(   )지고 떨어지기
때문에 손목에 무리가 덜 갑니다. 점심시간에 신
발 벗고 들어가야 하는 좌식 식당에 갔다면 한번
시도해 보세요.

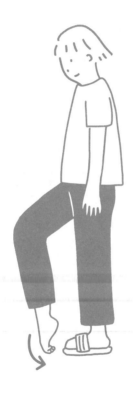

#발등마사지

오늘의 컨디션 체크!

☐ 신남　　☐ 좋음　　☐ 보통　　☐ 슬픔　　☐ 나쁨

발등을 쭉쭉

오래 앉아 있었더니 발이 답답해요. 바빠서 일어
나 스트레칭 할 시간도 없다면 제일 소홀했던 발
가락에 신경 써주기로 해요, 한쪽 발을 살짝 들어
줍니다. 발가락을 꺾어서 발가락을 바닥에 댄 뒤
천천히 꾸욱 눌러줍니다. 처음에는 부누둑 소리
가 날 수 있어요. 당황하지 말고 발을 살짝 털어
준 뒤 다시 발가락을 꾸욱 눌러 발등을 늘려주고,
발바닥은 곡선이 되게 만들어주세요. 양쪽 발이
시원해질 때까지 반복해 줍니다.

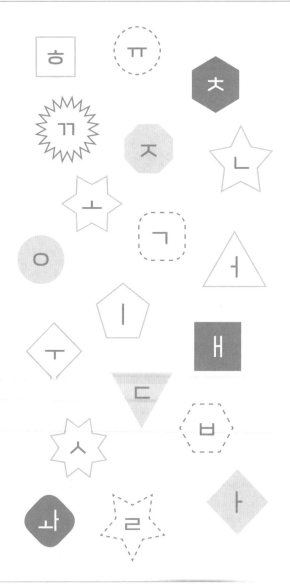

#빠져든다빠져든다 #생각보다어려워요

오늘의 컨디션 체크!

☐ 신남 ☐ 좋음 ☐ 보통 ☐ 슬픔 ☐ 나쁨

눈으로 숨은 글자 찾기 1

시선은 왼쪽 그림에 고정하고, 1분 동안 단어 5개를 찾아보세요. 지친 두뇌를 활기차게 만들어주고 인지 능력이 좋아집니다. 눈도 빠르게 움직이면 눈 운동도 같이 되니 집중해 주세요!

찾을 단어

: 거북이, 책장, 행복, 운동, 꾸준히, 산책, 우유, 꽃놀이, 사랑

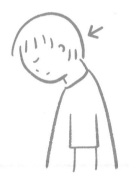
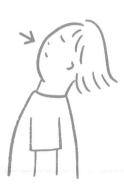

#거북목예방 #목스트레칭

오늘의 컨디션 체크!

☐ 신남 ☐ 좋음 ☐ 보통 ☐ 슬픔 ☐ 나쁨

병든 닭 아니고
목 스트레칭 중입니다

조금이라도 거북목을 예방할 수 있는 자세! 목을
앞으로 천천히 당기듯이 숙여주며 5초간 자세를
유지하고, 반대로 천천히 뒤로 젖혀 다시 5초간
자세를 유지한 다음, 이를 몇 번 반복합니다. 지
칫 조는 것처럼 보이지만 목 스트레칭 중입니다.

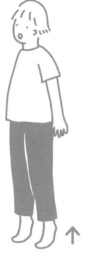

↑

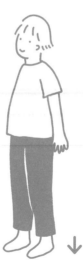

↓

29

#다리알튀어나오면 #주물러서마사지해요

까치발 다리 운동

1

똑바로 서서 뒤꿈치를 천천히 올렸다가 내렸다가 해줍니다. 간단한 동작이지만 다리의 피로가 풀리는 효과가 있어요. 멀티가 된다면 양치를 하면서, 혹은 탕비실에서 해보세요. 다리의 부기도 빼줍니다.

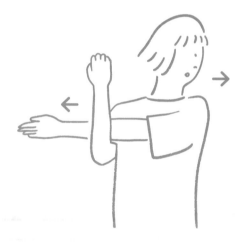

#월요병 #어깨풀어주기

어깨 관절이 녹슬지 않게

월요일이라 그런지 어깨와 날개 뼈가 삐걱거리는 것 같은 느낌이 드는 건 기분 탓일까요? 두둑- 하는 소리가 나지 않게 미리미리 관절을 유연하게 해줍시다. 오른팔을 왼쪽으로 쭉 뻗고, 왼팔을 90도로 굽어 오른팔을 꼼꼼으로 낭겨줍니다. 반대편도 똑같이 하며 어깨를 풀어줍니다.

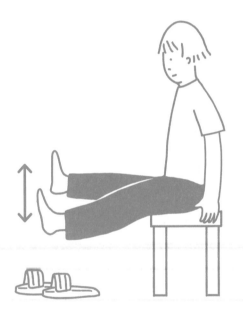

#휴가가고싶다 #현실은사무실물놀이

오늘의 컨디션 체크!

의자에서 물장구

날은 점점 더워 오고, 시원한 계곡에서 물장구치
며 놀고 싶지만, 현실은 실내에서 꼼짝 못하는 신
세죠. 물놀이 가고 싶은 마음을 아쉬운 대로 의자
스트레칭으로 달래볼게요. 의자 끝에 걸터앉아
복근을 조이고 다리는 바나나 씽씽이 뇌쇄곡 들
어 올려주세요. 팔은 의자를 잡아 고정하고 다리
를 들어 물장구치는 것처럼 위아래로 가볍게 움
직입니다. 빠르게 동작하며 30회 반복합니다. 배
와 허벅지에 힘이 들어가는 게 느껴지나요?

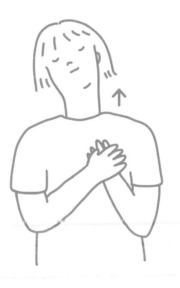

#목주름예방 #호흡도필수

오늘의 컨디션 체크!

☐ 신남 ☐ 좋음 ☐ 보통 ☐ 슬픔 ☐ 나쁨

목주름과 함께
삶의 주름을 펴자

오늘따라 목주름이 신경 쓰입니다. 양손을 오른
쪽 쇄골에 포개고 살짝 누르며 목을 왼쪽 뒤로 젖
혀 주세요. 이때 어깨와 몸통이 움직이지 않도록
주의합니다. 오흡도 친친히 해주세요. 제자리로
돌아와 오른쪽도 반복합니다. 8회 반복해 주세요.

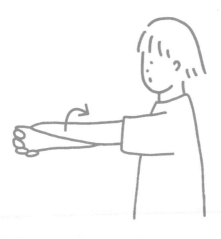

#어깨풀기 #팔꽈배기

무거운 어깨 날리는
깍지 끼고 팔 펴기

오후가 되면 어깨와 팔이 무거워집니다. 두 팔을
쭉 뻗어 가슴높이까지 올린 후, 양손을 엇갈리게
깍지를 끼워주세요. 깍지 낀 손을 몸통 안쪽으로
돌렸다가 다시 앞쪽으로 쭉 뻗어주세요. 이때 거
거꾸로 동작해 제자리로 돌아옵니다. 이때 어깨
가 올라가면 어깨에 무리가 가니 주의해야 해요.
팔을 바꿔 동작을 반복합니다.

SEE YOU
TOMORROW

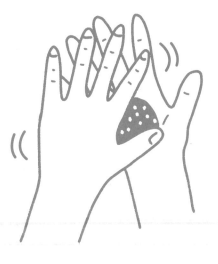

만성 피로는 공 굴리기로

손바닥은 우리 장기를 축소해 놓은 것과 다를 바 없다는 말이 있습니다. 만성 피로에 시달리는 현대인이라면, 이 방법을 써도 나쁘지 않을 거예요. 작은 공 같은 둥근 사물을 쥐고 양손을 서로 깍지 끼듯 잡은 채 3~5분 동안 마사지하면서 손바닥 안에서 굴려보세요.

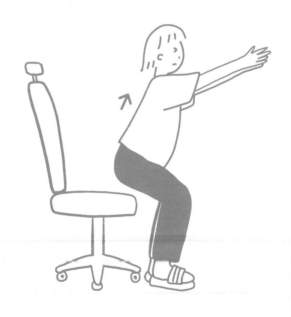

#스쿼트 #하체허리강화

오늘의 컨디션 체크!

☐ 신남　☐ 좋음　☐ 보통　☐ 슬픔　☐ 나쁨

의자 생활자의 투명 의자 자세

양발은 어깨너비만큼 벌려 의자에 앉아주세요. 두 손바닥이 마주한 상태로 앞으로 쭉 뻗어 대각 선이 되도록 머리 위로 45도 올려줍니다. 이 자세 를 유지한 채 의자에서 엉덩이를 떼주세요. 호흡 은 크게 들이마시고 내주세요. 5초 유지합니다. 이때 배에 힘을 주고 허리는 쭉 펴주세요. 의자에 앉아 다시 휴식을 취한 후 3회 정도 반복합니다.

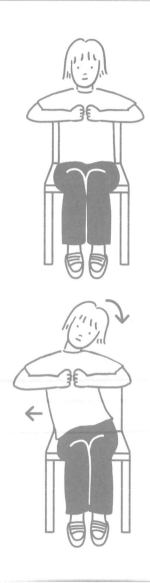

#흥나는스트레칭 #들썩들썩

오늘의 컨디션 체크!

□ 신남　□ 좋음　□ 보통　□ 슬픔　□ 나쁨

뒤뚱뒤뚱 스트레칭

허리를 꼿꼿이 세우고 앉아 주먹을 쥔 양손을 마주 보게 합니다. 오른쪽 엉덩이를 들면서 동시에 같은 방향으로 어깨와 고개를 기울여 C자 모양을 만들어주세요. 조금 쑥스러울 수 있으니 누군가의 시선을 의식하지 않아도 될 때 실시하면 되고 아요. 좌우 5회 반복합니다.

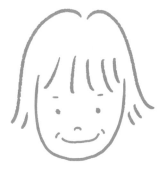

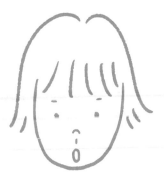

30

#얼굴스트레칭 #스마일

오늘의 컨디션 체크!

☐ 신남 ☐ 좋음 ☐ 보통 ☐ 슬픔 ☐ 나쁨

아름다운 미소를 위한
입술 스트레칭

일에만 집중하다 보면 무표정으로 있게 되죠. 가끔 웃을 때 얼굴이 경직된다면 입꼬리를 올려줍니다. 정면을 바라보고 '이~' 하면서 빰을 위로 올려요. 그 빰을 쭉 늘리면서 '오 ' 모양을 만들어줍니다. 총 10회 반복해요. 눈썹을 올리거나 입을 다무는 등의 역할을 하는 근육을 표정근이라고 하는데 표정근이 경직된 경우 입 주위 근육이 처져요. 입꼬리를 올려주는 것만으로도 얼굴 전체 근육을 이완시킬 수 있습니다.

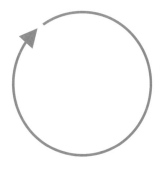

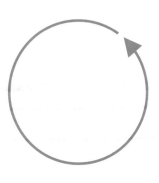

오늘의 컨디션 체크!

☐ 신남 ☐ 좋음 ☐ 보통 ☐ 슬픔 ☐ 나쁨

눈을 빙글빙글

09

평소에 사용하지 않는 눈 근육을 부드럽게 만들어줄게요. 시계 방향으로 큰 원을 그리며 눈을 돌려주고, 반대로 시계 반대 방향으로 큰 원을 그리며 눈을 움직여 줍니다. 왼쪽의 그림을 보고해도 좋지만, 책이나 모니터가 아닌 곳을 바라보면서 눈 근육을 움직이며 원을 크게 그려주는 것이 좋습니다. 꾸준히 하면 시야가 넓어집니다.

SEE YOU TOMORROW

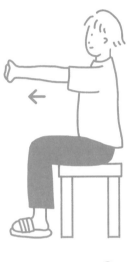

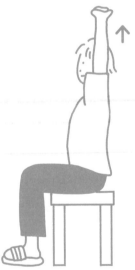

#어깨운동 #기지개켜듯쭈욱

어깨에 자유를

두 손을 깍지 끼고 손바닥이 정면을 향하게 앞으로 천천히 쭉 뻗어주세요. 그 상태로 5초 버팁니다. 그대로 두 손을 머리 위로 천천히 올려요. 이때 정수리까지 위에서 닿기는 것 같은 기분이 들면 잘 하고 있는 거예요. 난 어깨에 너무 힘이 들어가지 않도록 주의합니다. 어깨가 더 뭉칠 수 있어요.

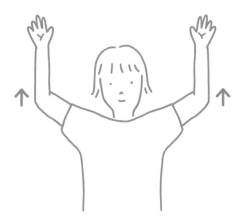

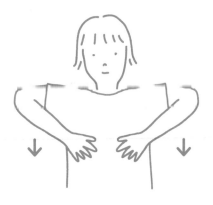

#우리모두 #풋쳐핸접 #팔운동은덤

풋쳐핸접인 듯 아닌 듯
풋쳐핸접인 너

힙합 가수들은 무대 위를 유유히 걸으며 빠르게 랩만 하면 되는데 왜 댄스 가수만큼이나 힘들어 할까 생각해 본 적이 있었는데요(말을 많이 해서 그런디기보디), 그날이 가수 하는 'put your hands up' 동작이 상당히 힘이 들어간다는 것을 알게 되었어요. 래퍼에 빙의해서 팔을 쭉 펴고 앞으로 내려치듯 하는 자세를 좌우로 반복해 줍니다. 어깨와 팔이 풀어지며 무대를 마친 가수들처럼 숨소리도 격해지는 걸 느낄 수 있어요.

#보인다보인다 #노는거아니고스트레칭 #A

숨겨진 그림 찾기 3

이제 매직아이를 한 번에 찾을 수 있게 되었나요?
매직아이는 눈 운동에도 좋지만 뇌를 자극해 두
뇌 트레이닝에도 좋아요. 바쁘게 일하는 중에 잠
시나마 재미도 느끼니 기분 전환에도 그만입니다.

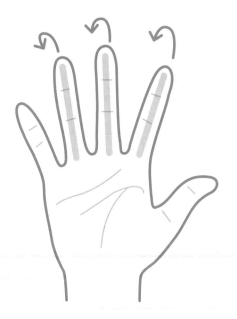

#너무세게당기면관절에무리가니 #살살젖혀요

오늘의 컨디션 체크!

☐ 신남 ☐ 좋음 ☐ 보통 ☐ 슬픔 ☐ 나쁨

어깨가 결리는 기분이 든다면

책상 앞에 앉아 정신없이 집중하다 보면 어깨가 콕콕 쑤셔요. 어깨를 주무르면 즉각적으로 뭉침이 풀리지만 손가락을 손등 쪽으로 젖히는 것도 도움이 됩니다. 검지, 중지, 약지가 어깨 결림에 효과가 있는데요, 세 손가락 전부 빼고 한 손가락씩 손등 쪽으로 쭉 당기는 것처럼 젖혀주세요. 좀 더 시원해져요.

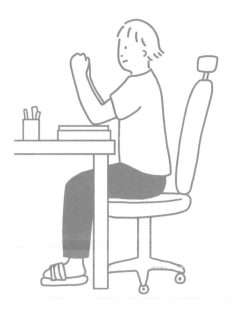

#허리힘강화

허리 힘을 튼튼하게

귀, 어깨, 엉덩이가 일직선이 되도록 바로 앉아주세요. 책상에 15cm 정도 높이의 책을 쌓은 후 손바닥이 서로 마주 보도록 팔꿈치를 붙여주세요. 아랫배에 힘을 주어 복부를 집어 넣으면서 어깨와 팔꿈치를 지그시 눌러 5조간 자세를 유지하세요. 배의 근육이 단단해지는 게 느껴질 정도로 코어근육에 힘을 줍니다. 복부와 겨드랑이 바깥쪽에도 힘을 느끼면서 5회 반복합니다.

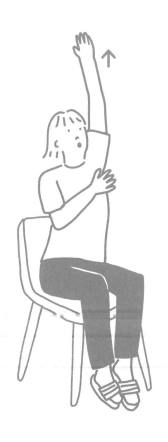

#어깨는일직선으로 #팔만뻗어주세요

오늘의 컨디션 체크!

☐ 신남　☐ 좋음　☐ 보통　☐ 슬픔　☐ 나쁨

모기 잡듯 팔 운동하기

책상에 앉아 있는데 모기가 윙윙 날아다닐 때, 엉덩이 떼고 일어나기는 귀찮아서 팔만 휘적휘적 저어본 경험이 한 번쯤 있을 거예요. 괜히 팔만 아프고 모기는 안 잡히고… 그렇지만 이 자세가 꽤 운동이 된다는 사실. 모기 잡던 기억을 상기시켜서, 천장을 향해 양팔을 좌우로 쭉쭉 번갈아 가며 뻗어줍시다.

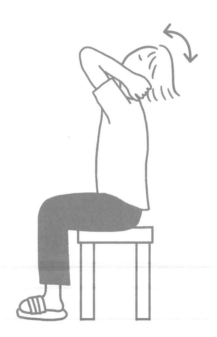

#허리통증완화 #구부정한목예방

오늘의 컨디션 체크!

☐ 신남　☐ 좋음　☐ 보통　☐ 슬픔　☐ 나쁨

마라톤 회의 후
허리 통증을 잡자

마라톤 같았던 회의를 마치고 당장이라도 드러눕고 싶지만, 여전히 의자에 엉덩이 붙이기 바쁩니다. 바르게 앉은 후 양손을 깍지 끼고 뒷목을 잡아줄게요. 팔꿈치가 하늘을 향하도록 고개를 뒤로 젖혀 4초간 유지합니다. 다시 시선을 배꼽을 향하며 고개를 숙이고 4초간 유지합니다. 이 동작을 4회 반복하세요. 지친 목과 허리에 조금이나마 휴식을 주세요.

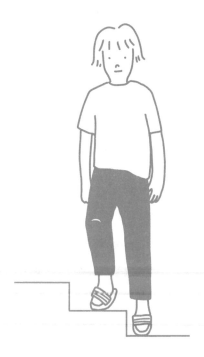

#옆으로계단운동 #꽃게느낌아시죠

옆으로 계단 오르내리기

한쪽 다리를 계단에 올려두고 옆으로 올라갑니다. 시간이 조금 걸리더라도 같은 방법으로 계속 올라가세요. 계단 끝까지 갔으면 그 방향 그대로 반대쪽 발로 내려오세요. 시작 위치에 도착하면 방향을 바꾸어 다른 쪽 다리로 올라갑니다. 다시 제자리로 내려오세요. 사무실에 들어가기 싫을 때 이 동작을 하면 기분 전환에도 좋아요.

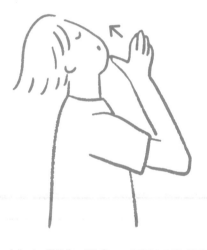

#구부정방지 #목쭉쭉

오늘의 컨디션 체크!

☐ 신남　☐ 종음　☐ 보통　☐ 슬픔　☐ 나쁨

목 길이를 늘려보자

목이 자꾸만 짧아지는 느낌은 기분 탓일까요. 바로 앉아 엄지손가락으로 목 아래쪽을 편안하게 잡고 턱을 위로 들어주세요. 목 앞쪽 근육을 늘린다는 느낌이 들게끔 자세를 10초간 유지합니다. 나시 세사리노 돌아와 5회 반복하세요. 짧아진 목 앞쪽 근육이 이완되어 목 통증을 예방합니다.

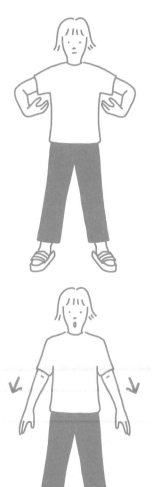

#혈액순환 #팔을탈탈 #몸을탈탈

오늘의 컨디션 체크!

☐ 신남　　☐ 좋음　　☐ 보통　　☐ 슬픔　　☐ 나쁨

혈액순환을 돕자

바르게 선 상태에서 손가락을 모아 오므린 상태
에서 양 겨드랑이 아래에서부터 시작해 아래로
팔을 탈탈 털어줍니다. 단순한 동작이지만 팔이
움직이며 주변에 반동이 가기 때문에 혈액순환을
원활하게 하니 수족냉증에 도움이 돼요.

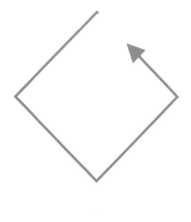

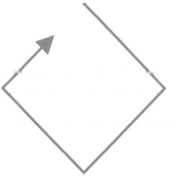

#눈을천천히 #시력강화

오늘의 컨디션 체크!

☐ 신남　☐ 좋음　☐ 보통　☐ 슬픔　☐ 나쁨

눈으로 사각형 그리기

1

안구 운동은 눈의 피로도 풀지만 집중력을 향상하는 데도 많은 도움이 돼요. 왼쪽의 그림이 아니라 손가락으로 큰 사각형을 그려가며 눈이 따라가도 좋습니다. 눈의 근육이 더 시원하게 움직입니다. 천천히 사각형을 그리며 각 꼭지점이 위치한 곳을 2초 정도 응시해 주면 더 좋아요. 쉬운 동작이지만 집중력을 요하기 때문에 집중하는 것이 필수입니다.

SEE YOU
NEXT WEEK

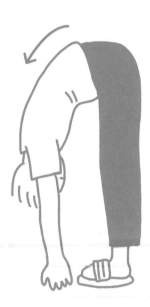

무리 없는 초간단 햄스트링 스트레칭

햄스트링 스트레칭 방법은 너무 다양하지만 시간이 정말 없거나 귀찮을 때는 최소한 이것만이라도 해보는 건 어떨까요? 똑바로 선 상태에서 양팔을 발끝으로 쭉 뻗어주면 됩니다. 어릴 때 했던 놀이, 손끝이 땅에 닿는지 실험해 보는 것처럼요. 몸이 펴지면서 유연해지는 듯한 느낌이 드는데 이렇게만 해도 햄스트링에 자극이 됩니다. 초보자도 쉽게 할 수 있으니 지금 당장 해보아요.

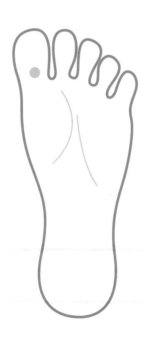

발 꾹꾹이: 목 디스크 예방

엄지발가락이 왠지 목처럼 두텁고 든든하게 생기지 않았나요? 기분 탓이겠지만 실제로 엄지발가락을 지압해 주면 목 디스크와 어깨 결림에 효과가 있다는 사실. 엄지발가락 가운데를 꾹꾹 눌러주세요. 시원하게 목을 풀어봅시다.

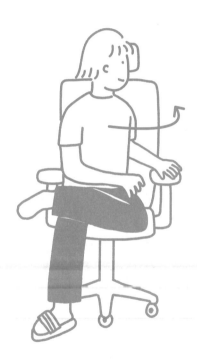

#허리근육강화 #골반균형맞춰주세요

오늘의 컨디션 체크!

☐ 신남　　☐ 좋음　　☐ 보통　　☐ 슬픔　　☐ 나쁨

몸 비틀기

늘 그 자리에 있는 근육을 한 번씩 비틀어주는 것
만으로도 뭉친 근육 이완에 도움이 됩니다. 바른
자세로 앉은 후 오른발을 왼쪽 무릎 위에 올리고
왼손으로 오른쪽 무릎을 잡아주세요. 상체를 오
른쪽으로 최대한 비틀고 5초 유지하세요. 이때
시선도 함께 이동합니다. 반대쪽도 똑같이 해주
세요. 이 동작을 5회 반복합니다. 허리 근육을 강
화하고 골반 균형에도 좋은 자세예요.

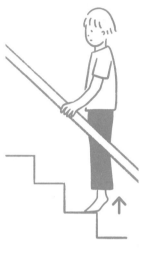

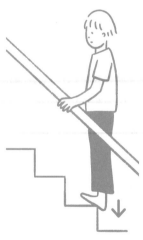

#계단운동 #사무실들어가기싫을때 #무한반복

계단 종아리 스트레칭

사무실까지 가는 길에 꼭 있는 계단. 그 찰나도 놓치지 말고 종아리 스트레칭을 해봅니다. 두 발바닥을 계단에 중간 정도만 걸치고 상체를 굽히지 않은 채 까치발을 들고 5초, 뒤꿈치를 내리고 5초 이상 넘겨주세요. 균형 잡기가 쉽지 않다면 벽이나 난간 손잡이를 잡는 것도 좋습니다. 다시 제자리로 돌아와 5회 반복해요. 종아리가 중력의 힘을 받아 쭉쭉 펴지는 느낌이 들면 성공입니다.

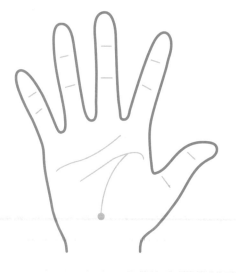

#손바닥지압 #월경통완화

오늘의 컨디션 체크!

☐ 신남   ☐ 좋음   ☐ 보통   ☐ 슬픔   ☐ 나쁨

그날엔 손바닥 지압

약을 먹어도, 초콜릿을 먹어도 배가 살살 압박되어 생리통을 겪을 때, 임시방편이지만 손바닥을 지압해 봅시다. 손바닥 한가운데에서 살짝 아래로 내려오는 부분을 눌러주는 거예요. 이 부분의 혈찜은 사공네 해빙해시 월쟁동을 한좌하는 네 도움이 됩니다.

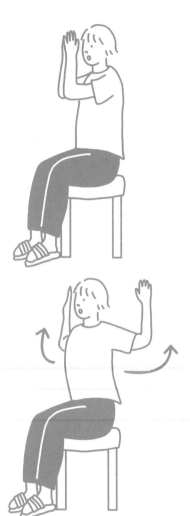

#굽은등탈출 #어깨는일자로

오늘의 컨디션 체크!

☐ 신남 ☐ 좋음 ☐ 보통 ☐ 슬픔 ☐ 나쁨

날개뼈도 만날 기회를 주자

허리를 펴고 의자에 바로 앉아 가슴 앞으로 양팔을 90도로 꺾어 모아주세요. 어깨 뒤쪽으로 양팔을 벌려 날개뼈를 최대한 모이도록 해주세요. 어깨에 너무 힘이 들어가면 경직될 수 있으니 조심하세요. 이 자세를 10초간 유지하고 다시 센서리로 돌아와 5회씩 반복합니다. 등과 가슴근육을 활짝 열어주어 근육 이완 및 구부정한 자세 교정에 도움이 됩니다.

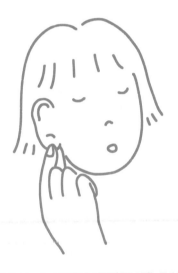

#귓불마사지 #살살해주세요

귓불에 얼굴 부기의
해답이 있다

5

귓불에는 얼굴의 주요 혈점이 모여 있습니다. 귓불만 마사지를 해줘도 부기를 잡을 수 있어요. 한쪽 손은 마우스나 펜을 쥐고 있지만, 반대편 손은 그내도 늘 길 수 없는 법. 손기락으로 귓불을 부드럽게 마사지해 주세요. 단, 손톱으로 누르는 것은 안 됩니다.

→ SEE YOU
TOMORROW

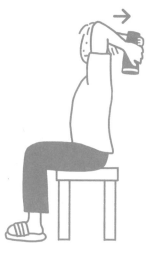

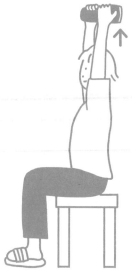

#팔뚝살빼기 #어깨근육강화

오늘의 컨디션 체크!

☐ 신남　☐ 좋음　☐ 보통　☐ 슬픔　☐ 나쁨

아령 대신 텀블러로 헛둘헛둘

사무실의 필수품인 텀블러는 그 적당한 무게감이 아령을 대신할 수 있어요. 텀블러를 두 손으로 감싸 잡고 머리 위 일직선으로 들어줍니다. 양팔을 귀 옆에 바짝 붙이고 팔 뒤쪽 근육(삼두근)을 일직선으로 유지하며 텀블러를 든 두 손을 머리 뒤로 넘기세요. 삼두근의 자리를 유지하고 팔꿈치만 움직여 주는 것이 중요합니다. 다시 머리 위로 올려 5회 반복하세요. 아, 물론 내용물이 없는 빈 텀블러로 해야 하는 거 아시죠?

M D

Q T

H J

A E

U O

P W

S

G

X I Z

C N

K

L F

R V

B Y

오늘의 컨디션 체크!

☐ 신남 ☐ 좋음 ☐ 보통 ☐ 슬픔 ☐ 나쁨

눈으로 숨은 글자 찾기 2

왼쪽 그림에 시선을 고정한 채 흩어져 있는 알파벳을 A부터 Z까지 순서대로 찾아주세요. 휴대폰에 타이머를 켜고 1분 안에 26개의 알파벳을 나열하면 성공입니다. 이 정도는 금방 하시죠?

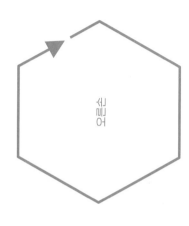

가로로 보아주세요.

어른선

선

오늘의 컨디션 체크!

☐ 신남 ☐ 좋음 ☐ 보통 ☐ 슬픔 ☐ 나쁨

균형을 맞추는 양손 운동

일하다 보면 한쪽 뇌만 많이 쓰게 됩니다. 오늘은 좌뇌와 우뇌가 균형을 맞추기 위한 스트레칭이에요. 양 손가락을 사용하여 왼쪽 그림을 천천히 따라 움직여 주세요. 눈도 함께 움직이면 눈 스트레칭도 되니 천천히 눈과 손가락을 움직여 줍니다.

SEE YOU NEXT WEEK

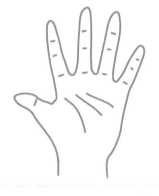
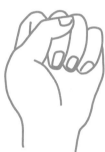

#개구리왕눈이손 #손가락쫙펴주세요

잼잼 워밍업

은근히 하루에 손가락이 쭉 뻗어 있는 시간은 얼
마 없어요. 늘 주먹 쥐듯이 살짝 모아진 손 모양
때문인데요. 손바닥을 하늘을 바라보게 놓고 손
가락을 쫙 펴주세요. 천천히 주먹을 쥐었다가 다
시 쫙 됩니다. 손가락과 손바닥의 스트레싱뿐 아
니라 뻐근한 손목과 팔뚝의 스트레칭에도 도움이
돼요. 손이나 손목 운동을 시작할 때 워밍업으로
하면 더 좋겠죠?

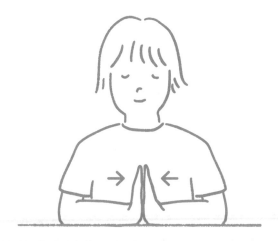

기도가 아니에요

책상 생활자에게 늘 곁에 있는 책상을 활용한 스트레칭법입니다. 이 자세는 얼핏 보면 엄청난 고뇌를 하는 직장인처럼 보여서 지나가던 동료들이 보면 일을 열심히 하는 모습으로 보일 수 있는데요. 색상에 팔을 올리고 기도하는 자세로 두 손을 모아주세요. 두 손바닥 전체가 일정한 힘으로 맞닿아야 해요. 생각보다 쉽지 않아요. 성공했다면 두 손을 서로 밀어 팔 전체로 힘을 분산시켜 주세요. 손목을 강화하고 팔 근육을 단단하게 만들 수 있습니다.

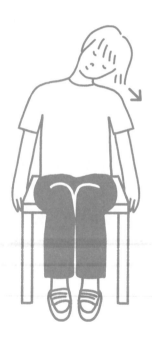

3

#옆에동료가놀랄수있으니조심

일하는 좀비 체조

일하다가 좀비로 변한 것 같이 모양새는 보기 좋지 않지만, 몸의 근육을 가볍게 풀어주는 운동을 소개할게요. 손끝까지 모두 힘을 빼고 어깨를 앞뒤로 흔들어주세요. 허리와 목을 곧게 편 상태에서 목을 귀이 오른쪽과 왼쪽 번갈이 기면서 귀를 어깨에 붙여주세요. 이때 어깨가 많이 올라가지 않고 목을 이용해 붙여주는 게 중요해요. 무리하지 말고 가능한 만큼만 어깨로 붙여주세요.

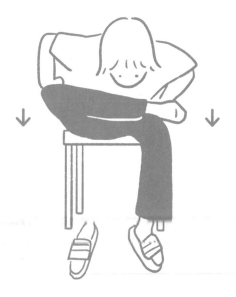

#허리강화 #천천히해요 #배에힘주세요

오늘의 컨디션 체크!

☐ 신남   ☐ 좋음   ☐ 보통   ☐ 슬픔   ☐ 나쁨

허리 툭툭 두들기지 말고
제대로 풀자

8시간 이상 앉아 있다 보면 자꾸만 허리를 툭툭 두들기게 됩니다. 일시적으로 나아지는 것 같지만 무늬만 스트레칭일 뿐이에요. 앉아서도 허리를 제대로 푸는 방법이 있습니다. 앉은 자세에서 다리 한쪽을 무릎에 올려 놓고, 아랫배에 힘을 줘서 척추를 바르게 세운 후 앞으로 천천히 허리를 숙여주세요. 급하게 허리를 숙이지 않도록 주의하세요. 디스크는 소중하니까요. 푹 수그리지 않아도 자극이 오는 자세이기 때문에 천천히 살짝씩 숙이면서 스트레칭 하세요.

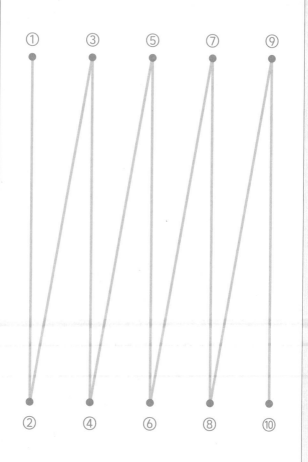

35주차 / 금요일

오늘의 컨디션 체크!

☐ 신남   ☐ 좋음   ☐ 보통   ☐ 슬픔   ☐ 나쁨

마치 속독하는 것처럼

피로가 쉽게 쌓이는 눈의 근육을 강화하기 위한 스트레칭입니다. ①번부터 ⑩번까지 눈을 천천히 움직여 인지합니다. 눈의 움직임이 부드러워져 글을 읽을 때나 업무 집중력에도 도움이 되니 자주 해수면 좋습니다.

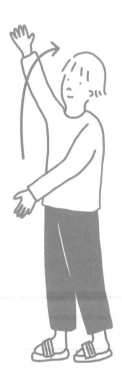

오늘의 컨디션 체크!

☐ 신남　☐ 좋음　☐ 보통　☐ 슬픔　☐ 나쁨

반대 방향으로 어깨 돌리기

팔을 서로 반대되는 방향으로 움직이면 좌뇌와 우뇌를 동시에 자극해 창의력이 발달합니다. 두 발을 어깨너비로 벌려 중심을 잡아주세요. 팔은 앞으로나란히 자세를 하고 한 팔은 위로, 한 팔은 아래로 천천히 올려둡니다. 수영하듯 뒤로 돌리는 팔의 방향을 따라 고개도 함께 돌려주면 훨씬 편안해져요.

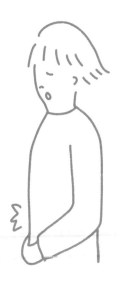

3

#배에긴장감을 #숨겨진복근찾기

오늘의 컨디션 체크!

☐ 신남　　☐ 좋음　　☐ 보통　　☐ 슬픔　　☐ 나쁨

오늘 하루는 배에 긴장감을

졸음도 물리치고, 살도 빠지고, 숨은 복근도 드러내게 하는 '배에 힘 주기' 운동. 운동이라고 하니 거창하지만 허리를 펴고 배를 긴장시켜 힘을 살짝 주는 것을 업무 시간 동안, 공부하는 동안만큼 유지하는 거랍니다. 생각보다 쉬울 수도 있고, 생각보다 어려울 수 있습니다. 어렵다면 운동 부족이라는 증거이니 좀 더 열심히 해봅시다.

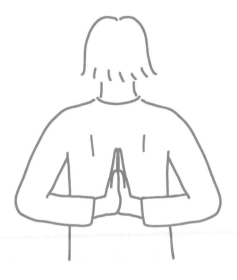

#라운드숄더교정 #어깨아파요

오늘의 컨디션 체크!

☐ 신남　☐ 좋음　☐ 보통　☐ 슬픔　☐ 나쁨

등 뒤로 기도하기

팔을 등 뒤에 딱 붙이고 기도하는 자세입니다. 손
뼉 치듯 손바닥을 서로 딱 붙이는 것이 관건인데
요, 평소 유연성과 담 쌓은 거북이 직장인에게는
힘든 자세이기도 해요. 굽은 라운드 숄더 교정에
도움을 주니 어깨를 천천히 벌리듯 펴면서 최
대한 시도해 봅시다. 익숙해졌다면 날개뼈 쪽으
로 손을 점점 올려보세요. 어깨와 등에 긴장을 주
며 운동 효과를 볼 수도 있어요.

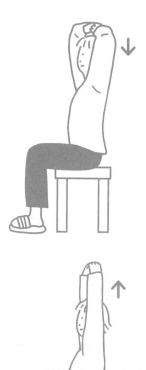

#기지개쭈욱 #어깨시원

천장을 밀어내듯
기지개 펴기

9

의자에 바로 앉아 차렷 자세에서 숨을 들이마시며 양팔을 좌우로 큰 원을 그리며 위로 들어 깍지를 낍니다. 손바닥을 하늘 위로 향하게 둔 뒤, 숨을 내쉬고 깍지 낀 손을 명치까지 내렸다가 다시 위로 올려주세요. 마치 천장을 밀어낸다는 느낌으로 3회 반복한 후 다시 원래 차렷 자세로 돌아옵니다. 총 10회 반복합니다.

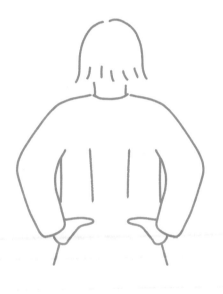

3

#허리마사지 #요통주의

오늘의 컨디션 체크!

☐ 신남　☐ 좋음　☐ 보통　☐ 슬픔　☐ 나쁨

손으로 눌러서 요통 해제

허리는 우리 몸의 중심, 가장 중요한 부위입니다.
허리가 욱신욱신할 때 유용한 마사지가 있어요.
허리를 똑바로 세운 상태에서 양팔을 뒤로 젖히
며 양손을 허리에 대고 허리 근육을 하나하나 만
져주며 마사지를 해줍니다. 고질적인 요통에도
효과가 있답니다.

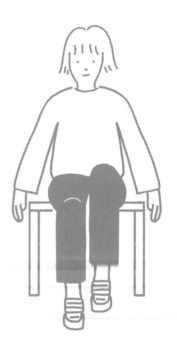

#의자운동 #11자로걷는지확인

오늘의 컨디션 체크!

☐ 신남　☐ 좋음　☐ 보통　☐ 슬픔　☐ 나쁨

오늘도 운동 부족이라
의자에서 걷기

하루에 걷는 시간이 너무 부족합니다. 의자에 앉아서 많이 걸어보도록 할게요. 등받이에 기대지 않고 의자에 앉습니다. 허리는 곧게 펴주세요. 그런 다음 평소 걷는 것처럼 의자에서 살살 걷지읍니다. 1분간 걸어주세요. 일정한 박자로 걷고, 발과 골반이 틀어지지 않고 바른 자세를 유지하는지도 확인해 주세요.

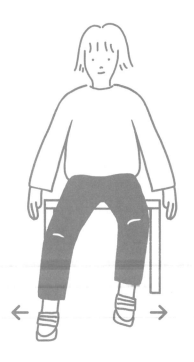

의자에서
성큼성큼 넓게 걷기

어제는 가볍게 걸었다면 오늘은 넓게 걸어볼까요?
의자에 바르게 앉은 자세에서 가볍게 걷다가 무릎
을 점차 벌리며 걸어줄게요. 무릎이 안으로 자꾸
말리게 될 수도 있는데요. 무릎을 의식해 비밀스
로 벌어지게 해줍니다. 바른 자세 유지는 필수!

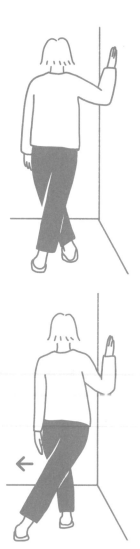

3

#하체운동 #종아리시원함도느껴요

오늘의 컨디션 체크!

☐ 신남　☐ 좋음　☐ 보통　☐ 슬픔　☐ 나쁨

기댈 곳이 없다면 벽에 기대기

마음 둘 곳이 없어 마음이 답답한 날이에요. 벽에
기대면서 몸과 마음을 위로해야겠습니다. 옆으로
서서 팔꿈치를 접어 벽에 기대주세요. 벽 쪽에 있
는 다리를 반대쪽 다리 뒤로 넘긴 후, 넘긴 다리를
쭉 밀면서 어벅시 마샅 부분이 낭기노목 체중을
이동시킵니다. 10초 동안 유지하세요. 반대쪽도
같은 방법으로 해주세요. 잠시나마 몸을 움직여
울적한 기분을 날리는 데 도움이 되었으면 해요.

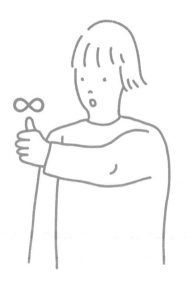

3

무한대 그리기

왼쪽 엄지손가락을 눈높이로 들어 올려 얼굴의
중앙에 오게 합니다. 엄지손가락을 움직여 무한
대를 천천히 그려주세요. 머리는 고정하고 눈으
로만 손가락을 따라가 봅니다. 반대편 손가락으
로도 똑같이 10바퀴씩 반복하세요. 좌뇌와 우뇌
가 동시에 움직여 언어적인 사고의 흐름을 원활
하게 하고, 표현력을 높여줍니다.

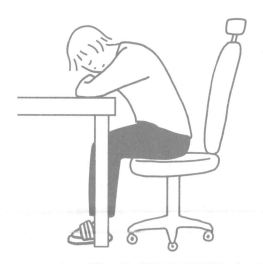

#휴식도바른자세로

오늘의 컨디션 체크!

☐ 신남　　☐ 좋음　　☐ 보통　　☐ 슬픔　　☐ 나쁨

정말 피곤할 때엔

정말 피곤할 때는 휴식만 한 게 없죠. 편안하게 앉아 팔을 서로 교차해서 양손을 반대편 팔뚝에 얹어 놓아요. 몸을 구부리면서 팔을 책상에 대고 이마를 올려 놓습니다. 편안하게 눈을 감고 호흡에 집중합니다. 점심시간이 끝나기 전 10분 동안 하길 추천하지만 여의치 않을 땐 1분만 해도 휴식이 됩니다.

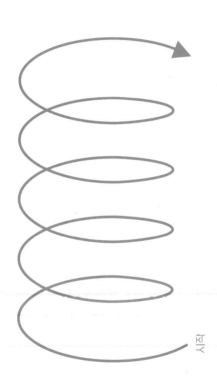

가로로 놓아주세요.

시작

오늘의 컨디션 체크!

☐ 신남   ☐ 좋음   ☐ 보통   ☐ 슬픔   ☐ 나쁨

스프링 눈 운동

한 곳에 고정된 눈의 근육을 풀어줄게요. 왼쪽 그림을 봐주세요. 스프링 모양으로 시작점을 따라 눈을 천천히 움직입니다. 쉬워보여도 꽤 집중을 해야 하는 눈 스트레칭이에요. 놓치지 말고 잘 따라 해봅니다. 5회 눈을 반복해서 움직여 주세요.

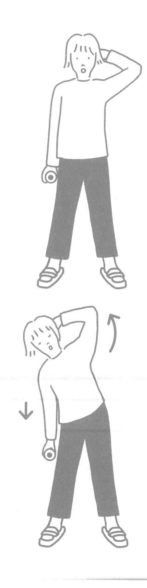

#팔운동 #어깨는움직이지않아요

오늘의 컨디션 체크!

☐ 신남 ☐ 좋음 ☐ 보통 ☐ 슬픔 ☐ 나쁨

생수병으로 옆구리 살 없애기

가벼운 생수병이나 텀블러를 들어주세요. 다리는 어깨너비로 벌리고 바른 자세로 시작합니다. 한 쪽 팔은 생수병을 들고 반대쪽 팔은 팔꿈치를 접어 옆 통수에 살짝 기대는데 어깨가 앞으로 말리지 않아야 해요. 그런 다음 천천히 생수병을 든 쪽으로 몸통을 숙여줍니다. 이때 골반이 틀어지거나 무릎을 굽히지 않아야 해요. 10초간 머물렀다가 천천히 바른 자세로 돌아옵니다. 반대편도 각각 10회씩 반복해 주세요.

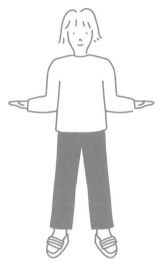

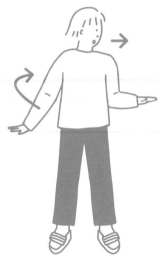

#아랫배에힘주세요 #코어근육강화

일 너무 많으면 안 돼요

7

일이 너무 많아 과부하 걸릴 것 같은 날이 있죠. 과한 업무로 긴장된 목과 어깨를 이완시키는 동작을 하겠습니다. 양 팔꿈치를 구부려 몸통에 붙이고 손바닥은 바닥을 향해주세요. 왼손 손을 바닥으로 누르면서 목은 오른쪽으로 돌려주세요. 5회 반복한 후 팔을 바꿔, 오른손으로 바닥을 누르면서 목은 왼쪽으로 돌려주세요. 마찬가지로 5회 반복합니다. 어깨가 늘어나는 게 느껴지나요? 나에게만 일이 몰릴 때는 "안 돼요" 동작 잊지 마세요!

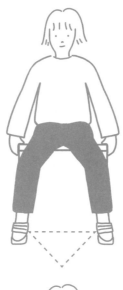

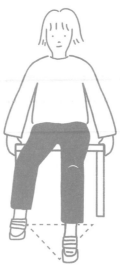

#삼각형댄스느낌으로 #리듬타주세요

오늘의 컨디션 체크!

□ 신남 □ 좋음 □ 보통 □ 슬픔 □ 나쁨

지루함을 떨치는
삼각형 스텝

일도 지루한데 마음까지 따분한 날이 있습니다.
이럴 때는 의자에 바른 자세로 앉아 바닥에 삼각
형이 있다고 생각하고 동작을 해줄게요. 바닥에
삼각형 모서리를 긴밀히 스텝을 밟는 거예요. 왼
발로 위 모서리를, 오른발로 오른쪽 아래 모서리
를 다시 왼발로 왼쪽 아래 모서리, 오른발은 다시
윗쪽 모서리를 순차적으로 밟아주면서 일정한 리
듬감으로 동작을 반복해 주세요. 박자를 유지하
며 즐겁게 움직입니다.

SEE YOU
TOMORROW

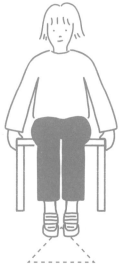

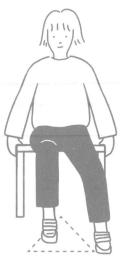

#앉은자리에서자주해주세요 #내적흥폭발

리듬 타는
역삼각형 스텝

오늘은 어제 동작과 반대되는 동작을 해볼게요.
역삼각형 스텝을 밟아주는 건데요. 어제는 삼각
형이 정면으로 향했다면, 오늘은 역삼각형이에
요. 앞으로 넓게 벌렸다기 뒤로 모아줍니다. 역삼
각형이 있다고 생각하고 스텝을 밟아주세요.

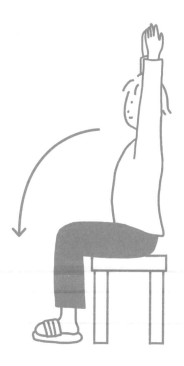

#몸의전체근육을풀어줍니다

오늘의 컨디션 체크!

☐ 신남 ☐ 좋음 ☐ 보통 ☐ 슬픔 ☐ 나쁨

허벅지와 척추 연장 스트레칭

3

의자에 바로 앉아 숨을 들이마시며 하늘을 향해 두 팔을 쭉 펴주세요. 숨을 내쉬면서 허리만 구부리지 말고 몸을 앞으로 젖힙니다. 머리를 무릎 사이로 최대한 내려주고 양팔은 바닥을 짚어요. 잠깐이라도 눕는 기분이 들죠? 긴장을 풀고 심호흡을 3회 하고 다시 원래 상태로 돌아옵니다. 10회 반복해 주세요.

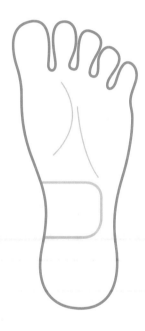

#발지압으로눈건강까지

오늘의 컨디션 체크!

☐ 신남　☐ 좋음　☐ 보통　☐ 슬픔　☐ 나쁨

발 꾹꾹이:
과민성 대장증후군이라면

조금만 신경 쓰는 일이 생기거나 긴장되는 상황에 화장실을 자주 간다면, 장을 튼튼하게 만들어 줘야 해요. 발바닥 안쪽부터 ㄷ자 모양으로 지압을 해물세요. 배에 깅을 미씨지히듯 틈틈이 발을 주물러 준다면 도움이 될 거예요. 양쪽 발을 지압해 주며 긴장된 심신도 마음을 편안하게 다잡길 바랄게요.

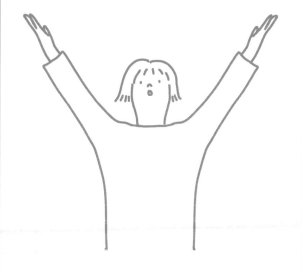

3

#기지개켜기 #온몸을쭈욱

오늘의 컨디션 체크!

☐ 신남　☐ 좋음　☐ 보통　☐ 슬픔　☐ 나쁨

팔 뻗어 올리기

기지개는 근육 이완에 참 좋아요. 기지개의 연장선인 팔을 뻗어 올리기를 틈틈이 해볼게요. 허리를 꼿꼿하게 펴고 서서 숨을 천천히 들이마시며 양팔을 하늘을 향해 최대한 뻗은 후 뒤로 젖혀줍니다. 이때 열 손가락은 쫙 뻗어두고, 열 발가락은 힘을 주세요. 온몸이 늘려진다는 느낌이 들게 5초간 머문 후, 숨을 내쉬며 제자리로 돌아옵니다. 5회 정도 반복해요.

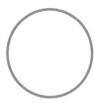

왼손

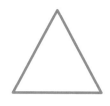

오른손

오늘의 컨디션 체크!

☐ 신남   ☐ 좋음   ☐ 보통   ☐ 슬픔   ☐ 나쁨

제각각 손가락 운동

손가락의 신경이 두뇌를 자극해 뇌를 활기차게 만들어볼게요. 양 손가락을 왼쪽 그림에 대고 따라 천천히 움직여 주세요. 어느 정도 손에 익으면 허공에 왼손은 동그라미를, 오른손으로는 삼각형을 그려줍니다. 생각보다 쉽지 않을 거예요.

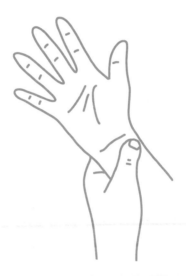

#손목마사지 #어깨에힘풀고

좁아진 손목 터널 풀어주기

01

간단하게 좁아진 손목의 터널을 늘려줄 수 있어
요. 한 손을 앞에 두고 주먹을 쥐면 팔 근육의 시
작점이 볼록 올라옵니다. 이 시작점을 지그시 눌
러주세요. 그 상태로 손목을 위아래로 5회 반복
해서 움직여 주세요. 반대쪽 손목도 반복합니다.
이때 어깨에 힘이 들어가지 않게 주의하세요. 손
목에만 집중해 주세요.

SEE YOU
NEXT WEEK

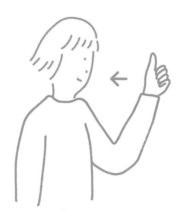

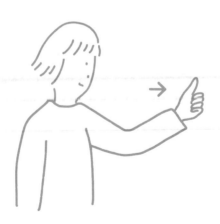

#눈이자꾸나빠진다면 #자주해주세요

엄지손가락이 왔다 갔다
시선 운동

엄지손가락을 얼굴로 천천히 가지고 옵니다. 시선을 엄지손가락 끝에 맞춰주세요. 초점을 맞출 수 없을 때까지 엄지손가락을 눈 사이, 얼굴 가까이 가서옵니다. 시선을 엄지손가락에 고정한 채로 팔을 천천히 뻗어주세요. 10회 반복해 줍니다.

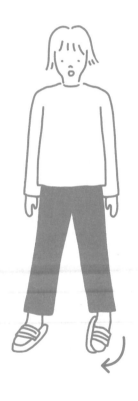

오늘의 컨디션 체크!

☐ 신남 ☐ 좋음 ☐ 보통 ☐ 슬픔 ☐ 나쁨

지그시 누르는 발목 안쪽

매일 걸어 다니지만 발목에 쌓인 피로를 풀어주는 일은 드뭅니다. 발목을 천천히 돌려서 발목을 풀어준 다음 발목 안쪽이 들리도록 바깥쪽을 바닥에 붙여 쭉 늘려줍니다. 천천히 10을 세고 반대쪽 발목도 늘려줄게요. 빌눅늘 늠늠이 상외에 끼면 발이 접질려 인대가 손상되거나 부상이 생기는 일을 방지할 수 있어요.

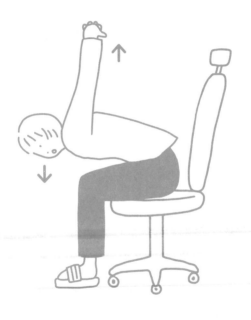

#아랫배힘꾹 #허리근육강화

오늘의 컨디션 체크!

☐ 신남   ☐ 좋음   ☐ 보통   ☐ 슬픔   ☐ 나쁨

겸손한 인사

의자 끝에 걸터앉아 양손을 등 뒤로 굽혀 깍지를 껴주세요. 가슴을 펴고 허리는 아래로 숙이면서 양손을 최대한 위로 들어 올립니다. 어깨에 너무 힘이 들어가면 근육이 경직될 수 있으니 배에 힘을 주며 소설하세요. 5초 동안 자세를 유지한 후 원래 자세로 돌아옵니다. 10회 정도 반복하면 어깨와 허리 근육의 긴장을 풀어주는 데 도움이 됩니다.

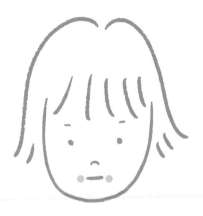

#입꼬리부들부들 #후하후하

오늘의 컨디션 체크!

☐ 신남 ☐ 좋음 ☐ 보통 ☐ 슬픔 ☐ 나쁨

미팅으로 말을 많이 했다면
입꼬리에 휴식을

업무차 말을 많이 하거나 미소를 띠느라 입이 쉴
새 없이 일했다면 긴장된 입을 풀어줘야겠죠. 양
쪽 입 옆에 쏙 들어간 지점이 있을 거예요. 이 부
분을 꾹꾹 눌러주면 입 주변의 근육이 무척 시원
해집니다. 입 주변 주름도 예방된다고 하니 꾹꾹
눌러주세요.

#이제는잘보이죠 #오늘의정답은 #♥

숨겨진 그림 찾기 4

이쯤 되면 매직아이가 원리 궁금하셨죠? 같은 사물을 보더라도 실제 두 눈에 보이는 상에는 차이가 생기는데요. 손가락을 두 눈앞에 두고 양쪽 눈을 번갈아 감고 관찰하면 쉽게 확인할 수 있어요. 두 눈에 입력되는 상이 다르기 때문에 이를 활용하여 입체감을 느낄 수 있도록 만들어진 것이 매직아이입니다.

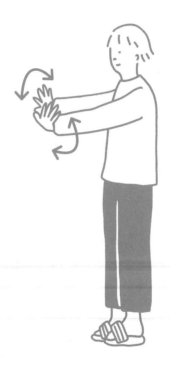

#인사같지만스트레칭 #손목강화

오늘의 컨디션 체크!

☐ 신남   ☐ 좋음   ☐ 보통   ☐ 슬픔   ☐ 나쁨

반가운 동료를 본 듯 안녕 안녕

3

바르게 선 자세에서 팔을 어깨와 일직선이 되게
앞으로 뻗어주세요. 손바닥이 앞을 보도록 손목
을 꺾어줍니다. 손목을 바깥을 향해 90도로 꺾어
주고, 다시 안쪽을 향해 90도로 꺾어요. 팔꿈치
가 넓어지면 어깨에 힘이 들어가게 되니 팔꿈치
를 쭉 펴주세요. 오랜만에 놀러 온 반가운 동료를
보면 이 스트레칭으로 인사해 주세요. 인사도 하
고, 저절로 스트레칭도 하고요!

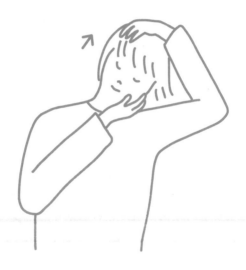

머리를 옆으로 돌리기

한 손을 머리 위로 올리고 목 근육이 늘어나도록
머리가 옆으로 돌아가게 지그시 눌러줍니다. 나머
지 손은 턱을 받쳐 잡고 하면 효과적이에요. 5초
동안 자세를 유지한 후 원래 자세로 돌아갔다가
반대 방향도 반복하여 총 5회 스트레칭 합니다.

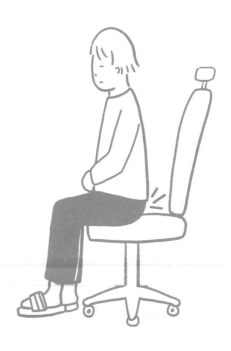

#평소에도풀었다조였다반복해요

오늘의 컨디션 체크!

☐ 신남 ☐ 좋음 ☐ 보통 ☐ 슬픔 ☐ 나쁨

'꾸준히'가 중요한
괄약근 운동

앉아 있는 시간이 길어질수록 말 못 하는 질병이
생기기 마련인데요. 중요한 근육인데 중요성을
제대로 인지하는 경우가 적죠. 방귀를 참는다는
느낌으로 항문에 힘을 주세요. 10초 정도 멈췄다
가 다시 10초에 걸쳐 천천히 이완해 주세요. 매일
3분씩 반복하면 좋습니다.

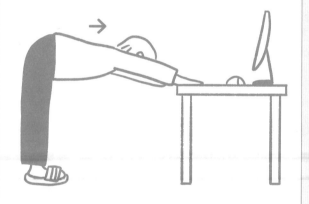

#허리운동 #책상잡고쭈욱

통나무처럼 굳은
허리 펴주기

9

한 자리에서 오랜 시간 앉아 있는 것보다 한 시간에 한 번 정도는 자리에서 일어나 스트레칭을 하는 것이 좋아요. 다 알고 있는 사실이지만 깜빡하고 놓치는 경우가 많죠. 지금 자리에서 일어나 볼까요? 책상을 잡고 허리가 90도를 이룰 정도로 굽혀주세요. 이때 팔꿈치가 굽혀지지 않도록 양팔도 쫙 펴줍니다. 복근에 힘을 주어 긴장을 주고, 허리 근육을 단련해요. 5초간 유지하고 제자리로 돌아와 5회 반복합니다.

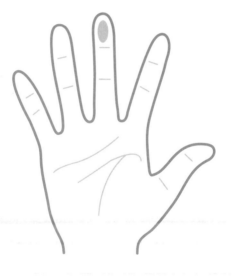

#손가락지압 #눈마사지

욕 아닙니다
눈이 침침해서 그래요

모니터를 하도 많이 들여다봐서 눈이 침침할 때, 중지를 마사지하는 것만으로도 효과를 보는 손 운동이 있습니다. 손바닥을 펴고 중지의 첫 번째 마디 중앙을 반대편 손 혹은 지압봉으로 살살 눌러줍니다. 중지의 양 옆을 문지르거나 아예 잡은 상태에서 돌려줘도 효과가 있습니다.

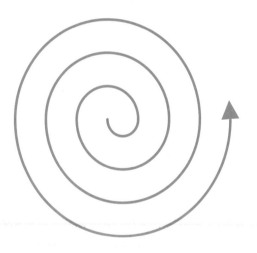

#시력향상 #눈근육풀기

오늘의 컨디션 체크!

☐ 신남 ☐ 좋음 ☐ 보통 ☐ 슬픔 ☐ 나쁨

눈이 빙글빙글

바쁜 업무에 눈이 빙글빙글 돌아가기 직전이지만, 잠시 시간을 내어 눈동자를 빙글빙글 마사지해주세요. 왼쪽 그림을 보고 시작점부터 눈을 작은 원부터 큰 원이 될 때까지 천천히 돌려주세요. 그림을 보지 않고 정면을 보면서 눈 근육을 크게 움직여도 좋습니다. 빠르게 하면 효과도 떨어지고 어지러울 수 있으니 조심하세요.

SEE YOU TOMORROW

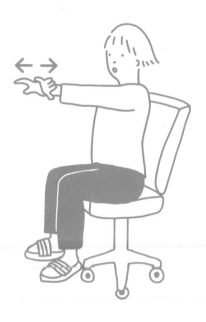

#손목강화

오늘의 컨디션 체크!

☐ 신남 ☐ 좋음 ☐ 보통 ☐ 슬픔 ☐ 나쁨

손목과 손가락 스트레칭

의자에 바로 앉아요. 양 손바닥을 붙여 앞으로 팔을 쭉 펴주세요. 손목의 위치는 유지한 채 양 손바닥을 바깥으로 천천히 펴주세요. 손목에서 우두둑 소리가 나면서 난리 날 수도 있으니 놀라지 말고 손목 운동을 니 사수 해주세요. 방향을 바꿔 각 10회씩 반복합니다.

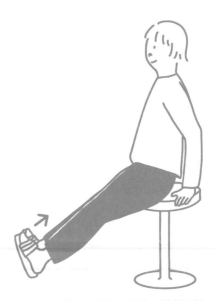

#하체부종 #뒤꿈치꾹

하루 종일 부은
코끼리 종아리 풀어주기

팔걸이를 잡고 의자 끝에 걸터앉은 후, 두 발을 모으고 뒤꿈치를 바닥에 대어 일직선으로 쭉 뻗어주세요. 발등을 몸쪽으로 천천히 당겨주세요. 이때 뒤꿈치를 바닥에 붙어주는 게 포인트입니다. 발등과 종아리에 힘이 들어가면 뒤꿈치가 바닥에서 떨어지는 데 떨어지지 않도록 주의해 주세요. 10회 반복하며 다리를 시원하게 풀어줍니다.

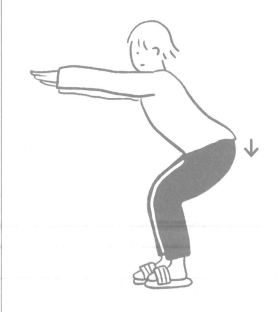

#스쿼트 #하체단련

오늘의 컨디션 체크!

☐ 신남 ☐ 좋음 ☐ 보통 ☐ 슬픔 ☐ 나쁨

엉짱이 되기 위한 의자 스쿼트

계속 앉아서만 운동하는 것도 지겹죠? 일어나서
의자 스쿼트를 해볼까요? 다리를 어깨너비만큼
벌린 후 팔은 어깨와 일직선이 되도록 앞으로 쭉
펴주세요. 의자에 닿을 만큼 천천히 스쿼트 해줍
니다. 발바닥이 바닥을 누르는 힘을 느껴 두어 몸
의 자세가 흐트러지지 않는 게 중요해요.

→ SEE YOU
TOMORROW

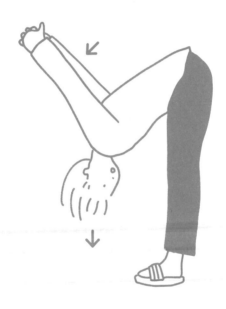

#지긋지긋비염 #내분비선강화

오늘의 컨디션 체크!

☐ 신남　☐ 좋음　☐ 보통　☐ 슬픔　☐ 나쁨

깍지 끼고 상체 숙이기

생각보다 비염으로 고생하는 분들이 많죠. 비염
은 면역력 문제와 관련 있어 내분비선 강화 동작
을 하면 효과적입니다. 바로 선 자세로 양손은 허
리 뒤로 깍지를 껴주세요. 천천히 허리를 숙인
뒤, 하나에서 다섯까지 선천히 세어줍니다. 이때
허리가 동그랗게 말리지 않도록, 엉덩이가 뒤로
빠지지 않도록 주의합니다. 숨을 내쉬면서 천천
히 상체를 들어 올리며 5회 반복해 주세요.

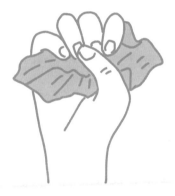

#악력강화 #손운동 #종이두께별로준비

오늘의 컨디션 체크!

□ 신남   □ 좋음   □ 보통   □ 슬픔   □ 나쁨

3

화난 거 아니에요
종이 구기기

손목과 손가락의 근육과 관절을 이용해 손바닥으로 쥐는 힘을 악력이라고 합니다. 사무실에서 폐지 몇 장을 준비하세요. 빠르게 한 장씩 쥐고 구깃구싯 구겨 손안으로 다 쥐어질 만한 크기로 반듭니다. 이 동작을 몇 회 반복하세요. 처음엔 얇은 종이로 시작해 점점 두께감을 주는 것도 좋아요. 쉽게 악력을 강화할 수 있으나, 화가 난 것으로 오해받을 수 있으니 주의하세요.

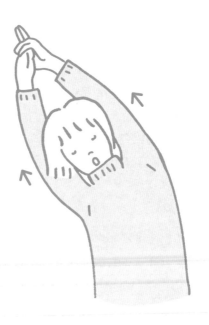

#척추강화 #손가락도쭈욱

척추 균형 감각을 살려주자

5

의자에 바로 앉습니다. 두 팔을 머리 위로 쭉 펴서 들고 깍지 낀 상태에서 검지만 하늘을 향해 쭉 펴서 세워주세요. 숨을 들이마신 후 몸통을 왼쪽으로 기울입니다. 숨을 내쉬며 제자리로 돌아오세요. 반대쪽까지 10회 반복합니다.

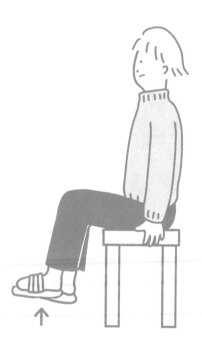

4

#코어강화 #바른자세유지

앉아서 코어운동

앉아서 발을 바닥에 10cm 정도의 간격을 두고 고정합니다. 허리는 바르게 펴고 양쪽 다리를 10도 정도 올리고 버텨주세요. 이때 허리를 비롯한 몸통이 뒤쪽으로 넘어가지 않도록 주의합니다. 10초씩 5회 반복합니다.

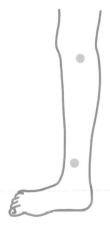

#다리지압 #하체부종

손쉬운 지압으로
하체 부종 줄이기

다리가 부었는데 스트레칭을 하기엔 시간이 부족할 때가 있습니다. 간단하게 다리를 지압해서 부종을 줄이는 방법을 알려드려요. 다리 안쪽 복사뼈에서 9cm 올라간 곳을 꾹 눌러주고, 다리의 안쪽 복사뼈를 손으로 잡고 그대로 정강이까지 위로 밀어 올렸을 때 엄지손가락에 뭔가 걸리는 부분이 있을 거예요. 이곳도 꾹 눌러줍니다. 책상에서 간단하게 할 수 있는 동작이라 쉽게 따라 할 수 있어요.

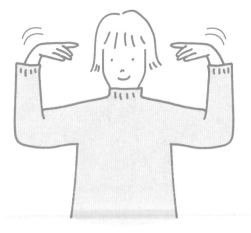

#손목탈탈 #손목스트레칭

오늘의 컨디션 체크!

☐ 신남 ☐ 좋음 ☐ 보통 ☐ 슬픔 ☐ 나쁨

스트레스까지 탈탈
손목 털기

장시간 컴퓨터 앞에 앉아 같은 자세로 손목을 움직였다면 손저림이 올 수도 있어요. 바르게 앉은 후 손과 팔의 힘을 빼고 팔은 고정한 후 손끝의 물방울을 털어준다는 느낌으로 안에서 밖으로 움직여줍니다. 경직된 손목의 근육을 풀어주면서 피로도 함께 풀어보세요.

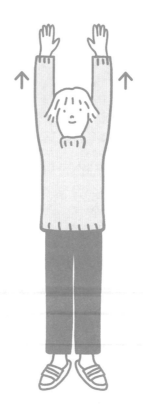

#긴장감완화 #기지개켜기

키 컸으면 좋겠네

어렸을 때 아침에 일어나자마자 천장에 손닿기 동작을 깨나 해봤을 거예요. 이유는 키를 키우기 위해서! 그만큼 전신이 움직이며 몸이 늘려지는 효과가 있어 보이는데요. 서서 허리를 앞으로 살짝 굽힌 다음 상팔을 곧게 위로 뻗으면서 허리도 같이 펴주세요. 시선은 하늘을 봐주세요. 매달려 있는 느낌이 아닌, 위에서 당기는 느낌이 들어야 해요. 3초간 유지한 뒤, 힘을 빼고 천천히 긴장감을 풀어주세요. 5회 반복합니다.

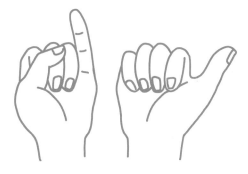

#집중력발산 #손가락운동

오늘의 컨디션 체크!

☐ 신남 ☐ 좋음 ☐ 보통 ☐ 슬픔 ☐ 나쁨

집중력 향상을 위한
손가락 움직이기

일하기 싫은 날이지만, 그래도 집중해서 얼른 일을 끝내야겠죠? 집중력이 좋아지는 손가락 운동을 해보겠습니다. 손가락이 보이게 주먹을 쥐어 주세요. 왼손의 새끼손가락과 오른손의 엄지손가락을 동시에 폈다가 접어줍니다. 그다음 왼손의 엄지와 오른손의 새끼손가락을 폈다가 접어주세요. 이 동작을 1분 동안 반복해 주세요. 간단해 보여도 생각보다 쉽지 않아요!

SEE YOU
TOMORROW

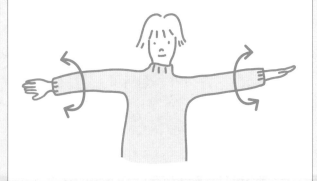

#팔은일직선으로 #어깨운동

뭐라도 비틀고 싶은 날에
내 팔 비틀기

답답한 마음에 뭐라도 비틀고 싶은데, 감정을 표출하기 힘든 날이 있죠. 이럴 땐 팔이라도 비틀어볼게요. 바르게 선 자세에서 어깨너비만큼 다리를 벌려주세요. 양발을 어깨높이만큼 쭉 뻗어주세요. 오른손은 위, 왼손은 아래를 보도록 팔을 비틀어줍니다. 다시 팔을 바꿔 왼손은 위, 오른손은 아래를 향하게 팔을 비틀어요. 겨드랑이와 팔뚝 살이 당기는 게 느껴지나요? 굳어 있는 팔 근육을 풀어주는 데 좋은 동작입니다.

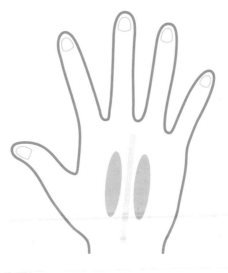

#손지압 #허리건강

오늘의 컨디션 체크!

☐ 신남 ☐ 좋음 ☐ 보통 ☐ 슬픔 ☐ 나쁨

허리 아플 때
이렇게 해도 됩니다

허리에 도움 되는 스트레칭은 많지만 어렵게 움직이지 않고도 도움 되는 것이 있어요. 먼저, 손등을 쫙 펴주세요. 그리고 손등 뼈 부근의 양쪽을 반대편 손으로 마사지하듯 누르는 기세요. 별 것 아닌 듯 해도 눌러주는 것만으로도 효과가 있습니다. 허리 운동도 꾸준히 같이 하는 것도 잊지 말고요!

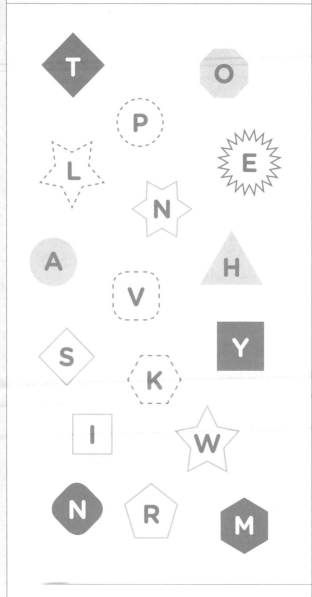

오늘의 컨디션 체크!

눈으로 숨은 글자 찾기 3

오늘은 숨은 영어 단어를 찾아볼게요. 왼쪽에 시선을 고정한 채 1분 동안 5개의 단어를 찾으면 됩니다. 눈을 빠르게 움직여야 다 찾을 수 있을 거예요. 단어를 다 찾은 다음에 눈을 감아 눈동자를 이리저리 굴리며 눈 근육도 이완해 주는 거 잊지 마시고요!

찾을 단어

: HAPPY, THANKS, SKY, LOVE, MINE, APPLE,
  TOMORROW, YES, SLIM, HEALTH

SEE YOU
NEXT WEEK

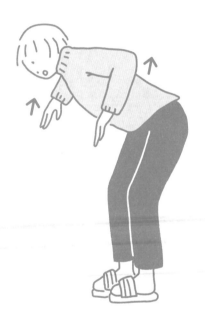

#날개뼈교정 #허리일자로유지

틀어진 날개뼈 교정

3

거울을 보니 어깨의 높낮이가 달라 보여요. 어깨 균형을 맞추는 운동을 해보겠습니다. 귀, 어깨, 엉덩이는 일자로 유지한 채 다리를 어깨너비만큼 벌려주고 무릎을 살짝 굽혀주세요. 상체를 45도 숙여 팔꿈치를 들어줍니다. 어깨는 움직이지 않고 등 근육을 이용해 팔꿈치를 들어 올렸다가 천천히 원래 자세로 돌아옵니다. 5회 반복합니다.

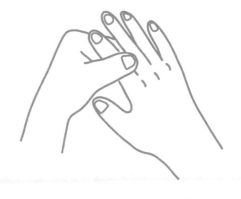

4

#손끝까지혈액순환

오늘의 컨디션 체크!

☐ 신남 ☐ 좋음 ☐ 보통 ☐ 슬픔 ☐ 나쁨

잦은 밤샘을 했다면

한번 시작된 수면 부족은 웬만해선 회복하기 힘
들어요. 그렇지만 일시적으로 해소할 수는 있어
요. 엄지, 가운데손가락, 새끼손가락을 전체적으
로 문질러주세요. 위아래로 문지르고 좌우로 돌
려주듯이 마사지하면 한설 나아신팁니다.

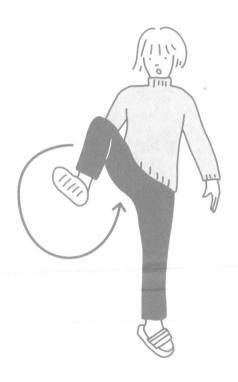

#무릎운동 #균형운동

무릎으로 원 그리기

무릎과 고관절을 스트레칭 해볼게요. 어깨너비로 발을 벌리고 서서 바른 자세를 유지합니다. 왼쪽 다리를 들어 크게 원을 그린다고 생각하고 무릎을 돌려주세요. 왼쪽 다리 5회, 오른쪽 다리 5회 반복합니다. 빠르게 움직이면 중심을 잃을 수 있으니 천천히 해주세요. 고관절에서 소리가 난다면 원의 크기를 줄여서 운동하면 좋습니다.

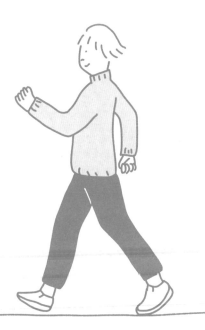

#마음답답할때는 #산책이최고

☐ 신남　　☐ 좋음　　☐ 보통　　☐ 슬픔　　☐ 나쁨

마음이 움츠러들 때는 산책을

이런저런 일이 안 풀릴 때가 있습니다. 마음도 자꾸 움츠러들고요. 이럴 땐 책상 앞을 벗어나 잠시 산책을 나섭니다. 점심시간을 이용해도 좋고, 잠시 커피 한 잔 사러 가도 좋겠죠. 이번 산책은 자세를 꼿꼿이 바르게 세우는 것부터 시작한게요. 아랫배에 힘을 주고 시선은 정면을 향하고, 휴대폰은 잠시 주머니에 넣습니다. 호흡도 일정하게 유지한 채로 걷다 보면 위축된 마음이 조금은 가라앉을 거예요.

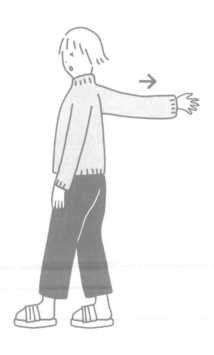

#팔을쭈욱 #겨드랑이까지시원하게

오늘의 컨디션 체크!

☐ 신남　☐ 좋음　☐ 보통　☐ 슬픔　☐ 나쁨

벽에 팔 뻗기

1

한 손을 벽에 대고 몸통을 돌려 가슴근육을 늘려
주는 운동을 해보겠습니다. 겨드랑이부터 손목까
지 팔 전체를 벽에 완전히 붙여 고정시키고, 두 발
도 고정시킨 채 몸통을 벽의 반대편으로 돌려주
세요. 천천히 제자리로 돌아오면 이때의 가슴근
육이 시원하게 늘어난 것을 느낄 수 있습니다.

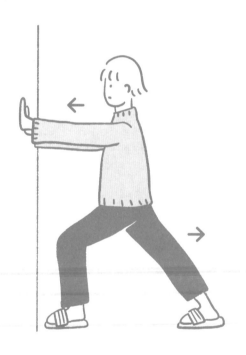

#종아리쭉쭉 #어깨올라가면안돼요

뻐근한 종아리를 쭉쭉 늘려줘요

발목을 아무리 돌려도 다리 피로가 풀리지 않는 날이 있습니다. 이럴 때 벽으로 이동해 한발은 앞으로, 한발은 뒤로 보내주세요. 벽에 손을 쭉 뻗어 기대줍니다. 팔과 어깨는 일직선이 되게 해주세요. 팔로 벽을 밀면서 앞다리는 90도로 굽히고 뒷다리는 쭈욱 당겨줍니다. 뒤로 보낸 종아리가 쭉쭉 늘어나서 시원한 게 느껴지나요?

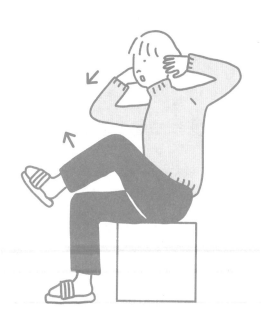

오늘의 컨디션 체크!

☐ 신남 ☐ 좋음 ☐ 보통 ☐ 슬픔 ☐ 나쁨

의자로 3분 옆구리살 빼기

등받이에서 조금 떨어져 허리와 어깨를 바르게
펴주세요. 다리는 어깨너비만큼 벌려준 다음 팔
을 굽혀 귀 쪽으로 가져가 주세요. 호흡을 들이마
시고 내쉬면서 왼쪽 다리와 오른쪽 팔꿈치가 맞
닿게 해줍니다. 반대로도 동작해 수며 20회 반복
해 주세요.

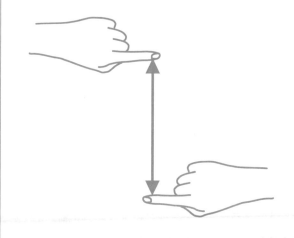

#시야확장 #5회반복

오늘의 컨디션 체크!

☐ 신남 ☐ 좋음 ☐ 보통 ☐ 슬픔 ☐ 나쁨

손가락으로 눈 운동

손을 이용하여 눈의 근육을 풀어줍니다. 양손의 검지를 펴 왼쪽 그림과 같이 만들어주세요. 손가락 끝과 끝을 붙였다가 천천히 10cm 정도 위아래를 벌려줍니다. 시선은 한곳에 모았다가 손 끝이 벌어지면서 분산시켜 주세요. 손가락이 한눈에 다 들어와야 합니다.

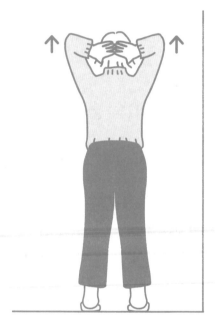

#겨드랑이쭈욱 #어깨풀어주기

오늘의 컨디션 체크!

☐ 신남 ☐ 좋음 ☐ 보통 ☐ 슬픔 ☐ 나쁨

벽으로 겨드랑이 펴주기

벽을 이용해 팔과 어깨, 겨드랑이를 시원하게 만
들어줄게요. 양손은 머리에 팔꿈치는 벽에 대고
팔꿈치를 벽에서 쭉 올려주세요. 숨을 내쉬면서
가슴은 벽에 닿고 겨드랑이에 자극이 오게 쭉 늘
려주세요. 호흡을 마시면서 제자리로 돌아오고
다시 3회 반복해 줍니다.

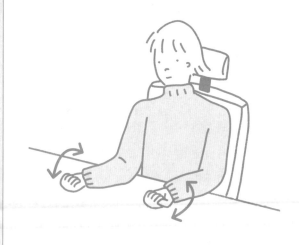

#손목운동 #어깨에힘들어가지않아요

오늘의 컨디션 체크!

☐ 신남 ☐ 좋음 ☐ 보통 ☐ 슬픔 ☐ 나쁨

10초 팔뚝 운동

한 손은 마우스를 움직일 때, 다른 한 손으로 팔뚝 운동하는 방법을 소개합니다. 먼저 쉬고 있는 손으로 주먹을 쥡니다. 그리고 손등을 책상에 붙였다 뗐다 하는데, 즉 손바닥이 위아래로 향하게 돌려주는 거예요. 10초간 반복해 보세요. 힘 들이지 않고도 나름의 운동 효과를 볼 수 있어요.

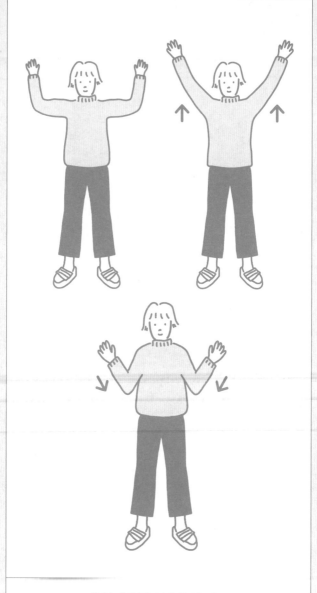

#어깨운동 #굽은등펴기

벽에서 슬라이딩

3

발과 벽은 30cm 떨어진 상태로 서주세요. 등 날
개뼈 부분을 벽에 닿도록 하고 팔을 벌려 팔도 붙
여주세요. 팔을 위로 올려 Y자로 만들어주고 내
리면서 W로 만들어줍니다. 어깨를 올리고 내릴
때 어깨는 움직이지 않고 팔만 올려주는 게 포인
트예요. 몸통과 다리도 꾹 고정해 주세요. 1분 동
안 천천히 동작해 줍니다.

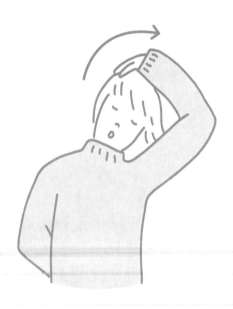

#승모근없애기 #어깨근육완화

오늘의 컨디션 체크!

☐ 신남 ☐ 좋음 ☐ 보통 ☐ 슬픔 ☐ 나쁨

기분이 답답해
뭐라도 잡아 늘리고 싶을 때

오늘은 목 측면을 풀어줄게요. 오른손을 머리 위로 넘겨서 왼쪽 귀를 잡아주세요. 내쉬는 숨에 오른쪽 머리를 서서히 내려주세요. 허리가 굽어지기 않게 바른 자세를 유지하면서 충분히 목을 늘려줍니다. 왼손은 어깨를 살짝 돌려 뒤로 보내주세요. 승모근이 풀리는 운동이에요.

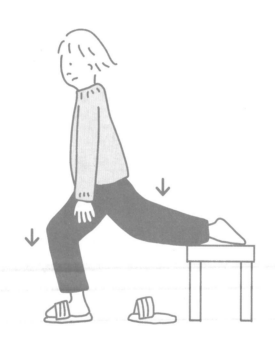

#의자런지 #셀룰라이트잘가

의자에서
엉덩이 셀룰라이트 타파

장시간 앉아 있으니 엉밑살이 걱정이에요. 보조개 같은 셀룰라이트도 걱정이고요. 조금은 힘든 운동을 해보겠습니다. 의자를 뒤에 두고 한 발은 앞으로, 나머지 나머지 다리의 발등을 의자 위에 올려 두세요. 앞쪽의 다리를 굽히면 앞쪽 다리는 엉덩이가, 뒤쪽 다리는 허벅지 앞쪽이 당기는 게 느껴집니다. 20초 유지하고 천천히 다리를 펴주세요. 무릎의 반동을 이용하지 않도록 주의하면서요.

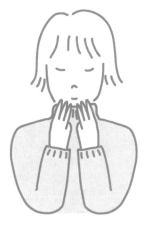

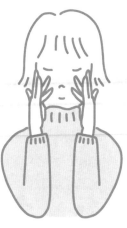

#입을유연하게 #얼굴마사지

오늘의 컨디션 체크!

□ 신남　　□ 좋음　　□ 보통　　□ 슬픔　　□ 나쁨

작은 주름도 다시 보자

먹느라, 말하느라 쉴 새 없이 움직이는 입 주변의
잔잔한 주름들. 피곤해진 입가를 마사지합니다.
턱에서 시작해 팔자주름을 검지로 자극해 인중까
지 눌러주세요. 코 옆 주름도 아래에서 위로 위에
서 아래로 반복해서 눌러주면 아무리 말을 많이
해도 입이 아프지 않습니다.

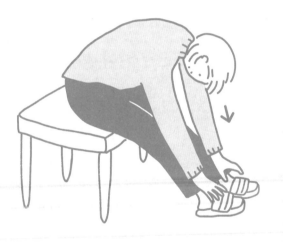

#허리쭉 #다리쭉 #팔도쭉

편안하게 허리 늘리기

바쁜 업무를 하나 끝내고 나니 이제 겨우 숨을 돌릴 수 있어요. 뭉친 허리를 풀어주겠습니다. 의자 끝에 앉아 다리를 쭉 펴주세요. 뒤꿈치로 다리를 지탱한 후 발끝을 부며 팔을 뻗어 천천히 내려가 주세요. 급하게 내려가면 허리에 누리가 살 수 있으니 주의합니다. 허리가 시원하게 느껴질 정도로 등을 늘려주세요. 숨을 천천히 들이마시고 내쉬며 마무리합니다.

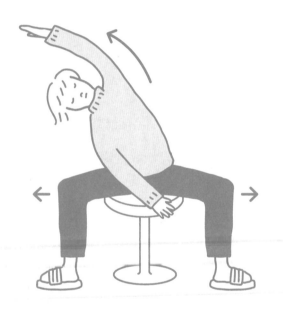

#의자운동 #옆구리운동

의자에서
옆구리와 골반을 늘려주기

의자에 앉은 상태에서 양발을 활짝 벌려주고 왼
손으로 의자를 잡고 오른손을 귀 옆으로 쭉 밀어
주세요. 허리가 앞으로 숙여지면 안 돼요. 배에 힘
을 주면서 10초를 머물러주세요. 숨 들이마셨다가
내쉬면서 천천히 올라온 다음 반대쪽도 동작해
요. 호흡은 참지 말고 편안하게 뱉어주세요.

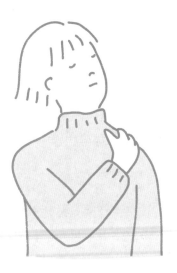

#일자어깨 #승모근꼬집꼬집

옷 태를 맵시 있게

단순히 살이 찐 게 아닌데 이상하게 옷을 입은 내
모습이 못나 보일 때가 있어요. 승모근의 높이를
의심할 필요가 있는데요. 스트레스를 받거나 경
직된 자세를 장시간 유지하는 경우 쉽게 뭉쳐 수
시로 승모근 부위를 쓰다듬도 꼬집이 뭉 치지 않게
관리하는 것이 좋아요. 툭툭 치게 되면 근육이 더
뭉칠 수 있어요. 그러니 처음에는 부드럽게 마사
지하듯 꼬집어주고 점차 강도를 높여주세요.

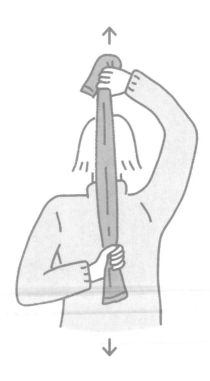

#어깨운동 #가성비운동

수건 잡고 위아래로 쭉쭉

화장실에서 쓰는 핸드타월이 아깝다고 생각되니
개인 수건을 챙겨 다니게 됩니다. 수건은 어깨 스
트레칭 할 때 최고의 친구죠. 똑바로 서서 등 뒤
로 수건의 양 끝을 잡습니다. 위아래로 쭉쭉 늘려
주면 어깨가 자극되는 효과가 있어요. 더 당기는
부위에 따라 위로, 아래로 당겨주세요.

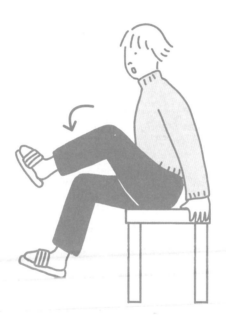

#무릎튼튼 #복부힘강화

실내에서 자전거 타기

의자 안쪽에 걸터앉고 무릎과 발목은 90도 직각
으로 만들어주세요. 뒤꿈치로 바닥을 가볍게 터치
하면서 자전거 타는 것처럼 발을 굴러주세요. 점
점 속도가 붙으면 양발을 바닥에서 떼어 복부에
힘을 주어 자전거 타기를 합니다. 어깨에 힘은 풀
어주세요. 30초 했다가 5초 쉬면서 3회 해줍니다.

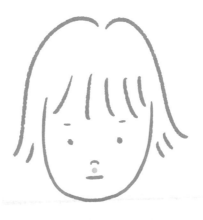

#얼굴지압 #독소배출

오늘의 컨디션 체크!

☐ 신남   ☐ 좋음   ☐ 보통   ☐ 슬픔   ☐ 나쁨

얼굴에 뽀루지가 많이 났다면

1

뽀루지는 여러 원인이 있지만, 얼굴에 독소가 쌓여 생기는 경우가 많아요. 이 지압 점은 얼굴의 독소를 제거하고 얼굴의 혈액순환을 원활하게 도와줍니다. 세게 누르면 잇몸까지 아플 수 있으니 적당히 꾸욱 눌러주는 게 좋아요.

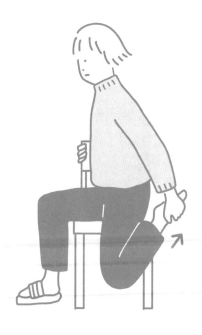

오늘의 컨디션 체크!

의자로 앞벅지 늘리기

3

의자는 정면에 두고 오른쪽으로 돌아 앉아주세
요. 오른쪽 골반과 허벅지만 의자에 앉고 왼쪽 다
리는 뒤로 접어 왼쪽 팔로 잡아줄게요. 허벅지 앞
쪽이 쭉 늘어나는 게 느껴지시나요? 팔로 발등을
쭈욱 잡아당기면 자숙이 너 올 서세요. 니구 밀입
하면 넘어질 수 있으니 주의하세요.

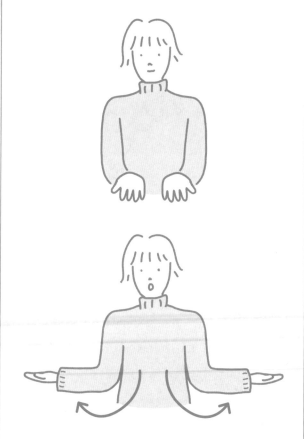

#일자어깨 #직각어깨

오늘의 컨디션 체크!

☐ 신남　☐ 좋음　☐ 보통　☐ 슬픔　☐ 나쁨

직각 어깨 만들기

쇄골이 길어지는 느낌으로 어깨를 펴주세요. 양
손에 물이 담겼다고 생각하고 팔꿈치를 옆구리에
붙여주세요. 양손에 담긴 물이 쏟아지지 않도록
양팔은 수평으로 유지한 채 옆으로 펼쳐주세요.
마시는 호흡에 빌이 생긴으도 오고 내쉬는 호흡
에는 팔이 옆으로 이동합니다. 어깨는 최대한 내
려주세요.

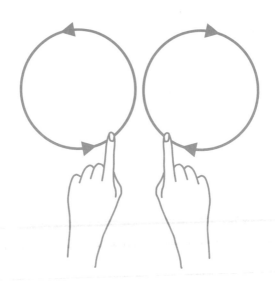

오늘의 컨디션 체크!

☐ 신남 ☐ 좋음 ☐ 보통 ☐ 슬픔 ☐ 나쁨

손가락으로 빙글빙글

눈의 시야를 확장하는 연습을 해볼게요. 손가락을 왼쪽 그림과 같이 만들어주세요. 그런 다음 손가락으로 적당한 크기의 원을 그려줍니다. 왼쪽 눈은 왼쪽 손가락의 원을, 오른쪽 눈은 오른쪽 손가락의 원을 따라 움직여 주세요. 시력과 집중력 향상에 좋은 눈 스트레칭입니다.

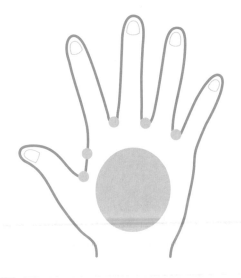

오늘의 컨디션 체크!

☐ 신남 ☐ 좋음 ☐ 보통 ☐ 슬픔 ☐ 나쁨

스트레스받을 때
손을 쓰담쓰담

유난히 스트레스받는 날이 있죠. 그럴 때 손가락 사이사이를 주물러 손의 피로를 풀고 마음의 피로도 풀어볼게요. 손가락과 손바닥이 만나는 지점을 꾹꾹 눌러줍니다. 조금은 마음이 누그러졌을까요? 손등을 천천히 만져주며 마음의 평화도 찾길 바랄게요.

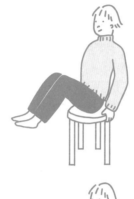

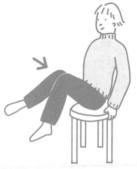

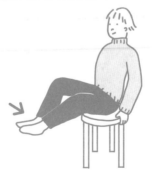

#복부힘강화 #허벅지운동

오늘의 컨디션 체크!

☐ 신남　☐ 좋음　☐ 보통　☐ 슬픔　☐ 나쁨

무릎 뽀뽀, 발끝 뽀뽀

의자 끝에 걸터앉아 복부에 힘을 줍니다. 양다리를 붙여 무릎을 배꼽 높이까지 들어줍니다. 허리는 굽어지지 않도록 주의하고 무릎끼리 부딪쳐 주세요. 양 발목은 벌어지는 게 맞아요. 그다음 무릎을 벌려 말끝을 부딪쳐 줍니다. 무릎 한 번, 발끝 한 번, 번갈아 가며 반복해 주세요. 10회 반복해줍니다. 허리는 절대 굽어지지 않아요!

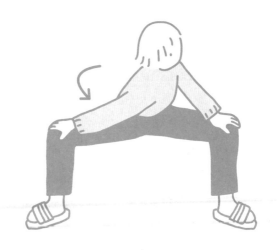

#어깨결림 #허리운동 #허벅지당김

어깨결림이 심하다면

의자에 앉아 다리를 넓게 벌려 양손으로 무릎을
잡아주세요. 숨을 마셨다가 내쉴 때 상체를 비틀
면서 천천히 숙여줍니다. 허리를 회전하면서 회전
하는 쪽 어깨도 내려주세요. 숨을 마시면서 다시
제자리로 돌아옵니다. 천천히 10회 반복해 주세
요. 어깨가 시원해지는 게 느껴질 거예요.

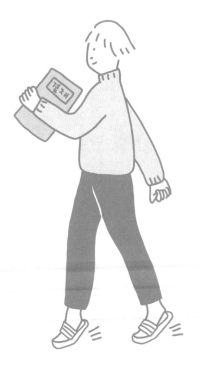

#아랫배힘은저절로

결재 받으러 갈 때는 까치발로

5

결재 받으러 갈 때 어떻게 가시나요? 은근히 긴
장되는 결재 받으러 가는 길에 틈새 운동을 해봅
시다. 자세는 바르게 유지하고 심호흡을 한 번 합
니다. 그리고 까치발을 들어 총총총 결재를 받으
러 갑니다. 다만 어깨까지 들썩이면 만자글 잃든
사람처럼 보이니 어깨는 흔들리지 않고 종아리와
발목에만 힘을 둔 채 까치발로 결재 받으러 가보
세요.

숨겨진 그림 찾기 5

이제 따로 설명하지 않아도 뚝딱 찾아낼 수 있겠
죠? 눈은 한번에 좋아지기 힘들어요. 꾸준한 눈
스트레칭으로 맑은 눈을 갖길 바랄게요!

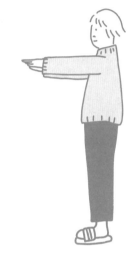

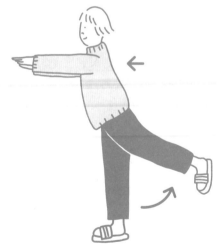

#엉덩이운동 #균형감각 #30회반복

앉아만 있다 보니
처진 엉덩이 업업

바른 자세로 서서 양손을 앞으로나란히 해주세요. 엉덩이에 힘을 주어 한쪽 발을 뒤로 뻗으면 엉덩이 자극이 느껴지나요? 다시 원위치로 돌아와 반대쪽노 같은 방법으로 만복해 굽니나. 호흡은 처음 자세에서 숨을 들이쉬고, 엉덩이를 들어 올리면서 내쉬어 주세요.

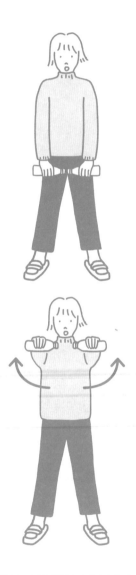

#어깨운동 #20회반복

생수병으로 간단한
어깨 운동 1

간단히 생수병을 활용한 운동을 해볼게요. 텀블러나 머그잔도 좋습니다. 발을 어깨너비만큼 벌려준 다음 손등이 정면을 향하도록 생수병이나 텀블러나를 들고 서주세요. 생수병을 어깨높이까지 들어 올립니다. 어깨에 자극을 느끼며 허벅지 앞쪽으로 물통을 내려주세요. 팔을 내리면서 호흡을 내쉬어 주세요.

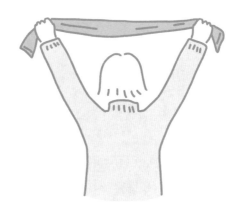

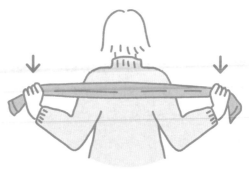

#승모근풀기 #수건운동

오늘의 컨디션 체크!

☐ 신남　☐ 좋음　☐ 보통　☐ 슬픔　☐ 나쁨

승모근 저리 비켜

라운드 숄더는 책상 생활자들의 적. 분명 같은 옷인데 해가 지날수록 핏이 달라지는 기분이 듭니다. 아마도 거북목이 심해지고 어깨가 점점 굽어지는 탓이 클 텐데요, 수건으로 승모근을 완화할 수 있어요. 수건을 가로로 팽팽하게 펴서 양 끝을 잡은 후, 머리 뒤로 당겨줍니다. 간단한 동작 같지만 수건을 잡고 어깨를 뒤쪽으로 회전해 팔을 천천히 끌어내릴 때 어깨 근육이 자극되는 걸 느낄 수 있어요. 건강도 챙기고 옷 맵시도 되돌리고 싶다면 지금 당장 해봅니다.

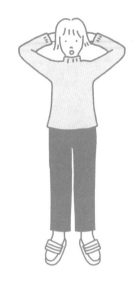

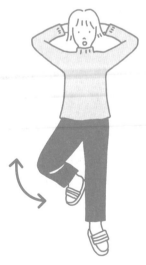

#골반균형 #골반순환

오늘의 컨디션 체크!

☐ 신남　　☐ 종음　　☐ 보통　　☐ 슬픔　　☐ 나쁨

틀어진 골반 균형 맞추기

틀어진 골반으로 계속 생활하다 보면 다리 길이가
달라지고 몸의 균형도 맞지 않게 됩니다. 골반 균
형을 잡는 운동을 해볼게요. 바르게 서서 양손을
깍지 낀 채로 뒤통수에 얹어주세요. 왼쪽 무릎을
90도가 되노록 뒤로 굽힙니다. 골반을 축으로 하
여 다리를 왼쪽으로 45도가량 벌렸다가 원위치로
돌아옵니다. 반대쪽도 같은 방법으로 해주세요.
골반의 순환을 도와주는 운동입니다.

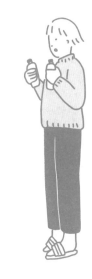

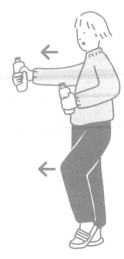

#팔근육강화 #으쌰으쌰

오늘의 컨디션 체크!

☐ 신남　☐ 좋음　☐ 보통　☐ 슬픔　☐ 나쁨

생수병으로
간단한 어깨 운동 2

양손에 생수병을 들고 가슴 앞으로 모아주세요.
무릎을 한쪽씩 굽히며 힘차게 무릎과 팔을 교차
해 손을 뻗어줍니다. 팔을 뻗을 때 정확하게 어깨
와 수평이 되도록 뻗어주세요. 자연스럽게 호흡
해 줍니다. 반대쪽도 20회 반복해 주세요.

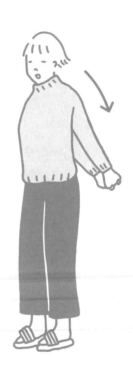

51

#팔과어깨가뻐근할때 #비틀어주세요

오늘의 컨디션 체크!

☐ 신남　☐ 좋음　☐ 보통　☐ 슬픔　☐ 나쁨

추위로 움츠러든
어깨 풀어주기

추워서 말린 어깨 때문에 어깨 통증이 더 심해집
니다. 바르게 서서 양팔을 등 뒤로 뻗은 후 손을
맞잡아주세요. 이때 팔꿈치를 완전히 펴줍니다.
가슴과 어깨가 쭉 늘어져 완전히 펴지는 느낌이
들 때까지 팔을 등 뒤로 올려주세요. 최대한 높이
를 10초간 유지한 채 제자리로 돌아와 5회 반복
합니다. 어깨와 가슴근육을 이완시키고 몸의 혈
액순환을 도와줍니다.

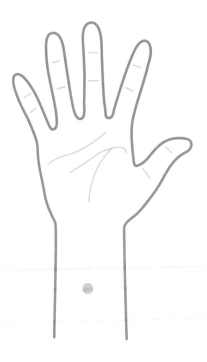

#손목지압 #향기요법

오늘의 컨디션 체크!

□ 신남   □ 좋음   □ 보통   □ 슬픔   □ 나쁨

신경이 날카로워졌을 때

스트레스가 쌓이면 무슨 일을 해도 짜증이 납니다. 그런 경우 손목에서 팔꿈치 쪽으로 손가락 세마디 정도에 위치한 지압 점을 10초 정도 꾹 눌러주세요. 흥분된 신경을 다스리기 좋은 지압 점입니다. 신경을 완화하는 에센셜 오일을 한두 방울 더해주면 더 좋으니, 마음을 편안하게 다스려봅니다.

SEE YOU
NEXT WEEK

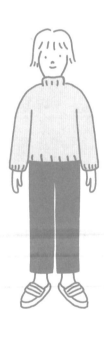
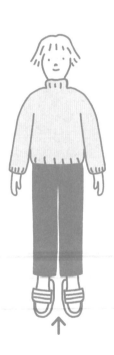

#제자리뛰기 #전신순환

오늘의 컨디션 체크!

☐ 신남　☐ 좋음　☐ 보통　☐ 슬픔　☐ 나쁨

제자리 콩콩

자리에서 일어나 가볍게 몸을 털어줄게요. 바른 자세로 서서 아랫배에 힘을 주고 팔은 축 늘어트려 주세요. 시선은 정면을 향한 채 제자리에서 콩콩 10회 뛰어줍니다. 숨 고르기를 하고 다시 10회 해주세요. 신진대사기 활발해지는 게 느껴질 거예요.

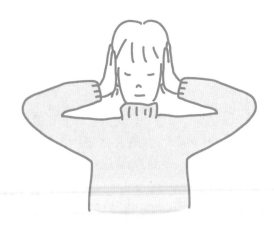

#귀따뜻 #포근해요

오늘의 컨디션 체크!

☐ 신남   ☐ 좋음   ☐ 보통   ☐ 슬픔   ☐ 나쁨

쌀쌀한 날에는
혈액순환 촉진

겨울 필수품에 괜히 귀마개가 있는 것이 아니에
요. 귀를 따뜻하게 해주는 것만으로도 혈액순환
이 잘 됩니다. 손바닥을 비벼서 데우고 양쪽 귀를
따뜻하게 감싸보세요. 가볍게 귓불을 주물러주어
도 좋습니다.

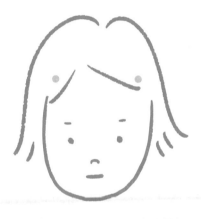

#얼굴지압 #숙취해소

연말 모임 필수 지압 점

연말이 다가오면서 모임이 많아지는 시기인데요. 아무래도 기분 좋게 술 한 잔씩 하다 보면 나도 모르게 과음을 하게 될 경우가 있습니다. 그럴 때는 이마와 헤어라인이 만나는 지점을 꾹 눌러주세요. 숙취 해소와 세포 재생에 좋은 시압 점입니다.

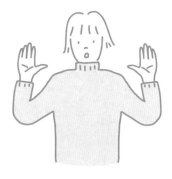

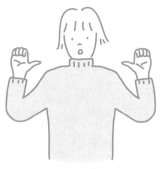

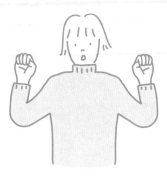

#수족냉증잘가 #겨울필수스트레칭

차가운 손가락 안녕

유난히 손끝이 차가운 분들이 있죠. 손끝까지 혈액순환을 원활하게 해주는 운동을 해볼게요. 손가락을 쫙 펴주세요. 그다음 손가락을 두 번째 마디까지 접어 갈고리 모양을 만들어주세요. 천천히 구부렸다가 펴주세요. 10회 반복해 주세요. 응용 동작으로 주먹 쥐기도 있으니 손가락이 차가운 분들은 자주 이 스트레칭을 해주면 좋습니다.

SEE YOU
TOMORROW

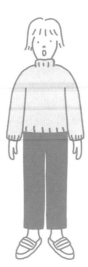

#스트레스안녕 #어깨풀면서마무리해요

오늘의 컨디션 체크!

☐ 신남   ☐ 좋음   ☐ 보통   ☐ 슬픔   ☐ 나쁨

한해를 마무리하는
어깨 툭 떨어트리기

어깨를 살짝 위로 올렸다가 호흡을 내쉬면서 툭
하고 어깨를 떨어트려 주세요. 1년 동안 뭉쳐 있
던 어깨가 제자리를 찾게 될 거예요. 그동안 받았
던 스트레스도 훌훌 던져버려 주세요. 1분 동안
호흡도 같이하면서 마무리합니다. 올해도 수고
많았어요!

지금 나의 몸 상태는 어떤가요?
조금은 더 건강해졌을까요?

☐ 무언가 짓누르는 것처럼 어깨가 무겁다

☐ 앉았다 일어날 때 나도 모르게 "아이고" 소리가 나온다

☐ 얼굴이 비대칭이다

☐ 양쪽 어깨 높이가 다르다

☐ 눈의 피로를 자주 느낀다

☐ 뒷목이 당기면서 두통이 자주 생긴다

☐ 신발이 한쪽만 닳는다

☐ 손발이 자주 저린다

☐ 계단을 오를 때 종종 어지러움을 느낀다

☐ 조금만 걸어도 다리가 피로하다

☐ 출퇴근 길에 휴대폰을 놓지 않는다

☐ 하루에 6시간 이상 앉아 있는다

☐ 몸은 피곤한데 깊게 잠자리에 들지 못한다

☐ 목소리가 잘 안 나오고 말을 하면 목에 자극이 있다

☐ 머리카락이 심하게 빠진다

☐ 아무렇지 않은 일에도 쉽게 화가 난다

☐ 긴장하면 화장실에 가게 된다

☐ 아침에 일어나기 힘들고 몸에 기운이 없다

☐ 오랜 시간 공부하거나 책을 읽는 것이 힘들다

☐ 신경이 예민하고 작은 소리에도 민감하다

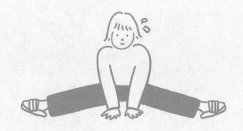

1년 동안 고생했어요.

꾸준한 틈새 운동으로 건강하고

즐거운 삶이 되길 바랍니다.

항상 건강하세요!

책상 생활자의 주 5일 틈새 스트레칭

: 일어날 때 아이고~ 소리가 절로 나온다면

초판 1쇄 인쇄 2020년 12월 07일
초판 2쇄 발행 2023년 3월 01일

지은이 지콜론북 편집부
펴낸이 이준경
편집장 이찬희
편집 김아영, 김경은
디자인 정미정, 이윤
일러스트 정세이
마케팅 이수련
펴낸곳 지콜론북

출판등록 2011년 1월 6일 제406-2011-000003호
주소 경기도 파주시 문발로 242 ㈜영진미디어 3층

전화 031-955-4955
팩스 031-955-4959

홈페이지 www.gcolon.co.kr
트위터 @g_colon
페이스북 /gcolonbook
인스타그램 @g_colonbook

ISBN 979-11-91059-04-5 13510
값 17,500원